RRS
運用サポートブック
実践ですぐに使える運用のコツ

監修

藤谷 茂樹　聖マリアンナ医科大学 救急医学

安宅 一晃　奈良県総合医療センター 救急・集中治療センター

編集

内藤 貴基　聖マリアンナ医科大学 救急医学

飯尾 純一郎　熊本赤十字病院 集中治療科

中村 京太　横浜市立大学附属市民総合医療センター 医療の質・安全管理部

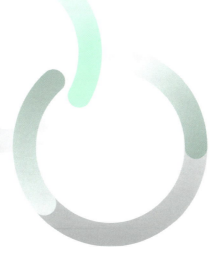

メディカル・サイエンス・インターナショナル

RRS Management Support Book: Management Tips That Can Be Used Immediately in Practice
First Edition
Supervised by Shigeki Fujitani, Kazuaki Atagi
Edited by Takaki Naito, Junichiro Iio, Kyota Nakamura

© 2024 by Medical Sciences International, Ltd., Tokyo
All rights reserved.
ISBN 978-4-8157-3119-9

Printed and Bound in Japan

序文

1995年にオーストラリアより初めて medical emergency team（MET）の報告がなされ，今年で約30年が経過する。すでに RRS は医療安全の重要な柱としてその地位を確立しており，2022年度の診療報酬改定における急性期充実体制加算の新設を受けて日本でも院内迅速対応システム rapid response system（RRS）の導入は急速に進んでいる。筆者が RRS に携わるようになった2012年当時は，RRS という単語すら知らない医療従事者が多く，その発展には万感の思いである。

しかし，RRS の導入はしたが，うまく運用ができておらず，課題を抱えている施設も多い。RRS は，導入するだけでは効果は乏しく，形だけの RRS となってしまっている現状に困っている仲間も多い。『RRS 運用サポートブック：実践ですぐに使える運用のコツ』は，効果的に RRS を運用し，かつ，急性期医療において非常に重要な病院収益源となる「急性期充実体制加算」を的確に取得することを目指すための手引き書である。RRS の基本的な知識から，具体的なマニュアルや対策，エビデンスではみえてこない各施設のノウハウなどを，日本で先進的に RRS に取り組んできた多くの仲間たちが語り尽くしている。ガイドラインなどでは記載できない現場の声は，実際に直面するであろう課題や問題点に対して答えを探す一助となるであろう。

RRS は近年，院内心停止を予防するセーフティネットの役割から，よりよい医療を提供するための重要なツールへとその目的を進化させてきている。本書を通じて，読者が RRS の運用に関する理解を深め，実践的なスキルを身につけることで，急性期医療の現場においてより効果的かつ持続可能な RRS を構築していただけることを願っている。そして，予期せぬ悪化により不幸な転帰をたどる患者とその家族，そしてその診療にあたっていたことで心を痛める医療従事者が一人でも減らすことができればと期待する。

監修者・編集者を代表して

内藤 貴基

執筆者一覧

監修

藤谷 茂樹　　聖マリアンナ医科大学 救急医学

安宅 一晃　　奈良県総合医療センター 救急・集中治療センター

編集

内藤 貴基　　聖マリアンナ医科大学 救急医学

飯尾 純一郎　熊本赤十字病院 集中治療科

中村 京太　　横浜市立大学附属市民総合医療センター 医療の質・安全管理部

執筆者（掲載順）

佐藤 仁　　　横浜市立大学附属市民総合医療センター 麻酔科

福田 俊輔　　奈良県総合医療センター 集中治療科

森 一直　　　愛知医科大学病院 NP部

森安 恵実　　北里大学病院 救命救急・災害医療センター/ICU

西尾 陽子　　総合大雄会病院 ICU/HCU/ER

仙頭 佳起　　東京医科歯科大学大学院医歯学総合研究科 心肺統御麻酔学分野

宮部 浩道　　総合大雄会病院 集中治療科

藤原 紳祐　　嬉野医療センター 救急科

鹿瀬 陽一　　東京慈恵会医科大学附属柏病院 麻酔部

挾間 しのぶ　東京慈恵会医科大学教育センター 看護キャリアサポート部門

山口 庸子　　東京慈恵会医科大学附属病院 看護部

渡部 弥生　　聖マリアンナ医科大学病院 看護部 診療看護部

谷井 梨美　　聖マリアンナ医科大学 救急医学

中瀧 恵実子　徳島県立中央病院 集中治療科

川下 陽一郎　徳島県立中央病院 救急科

富田 啓介　　千葉大学医学部附属病院 救急科・集中治療部

小池 朋孝　　北里大学病院 集中治療センター RST・RRT室

桂 欣宏　　　神戸市立医療センター中央市民病院 麻酔科・集中治療部

瀬尾 龍太郎　神戸市立医療センター中央市民病院 救命救急センター

西島 功　　　南部徳洲会病院 総合診療科

本郷 貴識　　岡山大学病院 救命救急科/岡山済生会総合病院 救急科

原田 千穂　　岡山済生会総合病院 医療安全推進室

嶋田 博樹　　京都大学大学院医学研究科 社会健康医学系専攻 薬剤疫学分野

野口 綾子　　東京医科歯科大学病院 集中治療部/東京医科歯科大学 災害・クリティカルケア看護学

若林 健二　　東京医科歯科大学 生体集中管理学

辻 達也　　　岡崎市民病院 麻酔科/名古屋市立大学大学院医学研究科 麻酔科学・集中治療医学分野

目次

序文 ··· iii

執筆者一覧 ··· v

用語集 ·· x

プロローグ

なぜ RRS が急性期充実体制加算に組み込まれたか ························· 3

Part 1　どんな RRS が求められているのかを理解しよう
～急性期充実体制加算の目的は？～

防ぎ得る死亡をゼロにする RRS ··· 11

医療の質を向上させる RRS ··· 17

医療費を抑える RRS ··· 21

働き方改革を支える RRS ·· 25

医療安全文化を醸成する RRS ·· 29

患者中心の医療を推進する RRS ··· 33

Part 2　押さえておくべきポイントと項目を考える

概論：RRS の 4 要素と概略 ··· 39

◆ストラクチャー

RRS 運営委員会の役割 ·· 45

対応チームの構成 ……………………………………………………… 51

起動基準：track and trigger の方法 ……………………………… 67

コラム EWS に潜む問題点と対応策：

　　　　起動の課題はバイタルサインの機械的測定で解決されるか ………… 78

必要な物品の確認 ………………………………………………………… 85

運用時間および対象病棟 ………………………………………………… 91

◆プロセス

運営マニュアルの作成 …………………………………………………… 99

起動方法とその周知方法 ………………………………………………… 111

RRS の院内への教育と定着 …………………………………………… 119

◆アウトカム

起動時の記録記載およびデータ収集 …………………………………… 129

測定すべきアウトカム指標 ……………………………………………… 137

レジストリ参加の考慮 …………………………………………………… 147

Part 3　運用例

運用例 1　千葉大学医学部附属病院 ……………………………………… 152

運用例 2　北里大学病院 …………………………………………………… 154

運用例 3　神戸市立医療センター中央市民病院 ………………………… 156

運用例 4　聖マリアンナ医科大学病院 …………………………………… 158

運用例 5　南部徳洲会病院 ………………………………………………… 161

Part 4 RRS 導入後に まつわる問題とその解決方法

RRS の導入に反対するスタッフがいる ································· 167

対応チームの人員が確保できない ································· 177

起動件数が増えない ································· 187

起動が遅い ································· 197

何をもって効果があるとするか ································· 203

DNAR 指示にまつわる対応はどうすればよいか ················· 213

エピローグ

RRS の今と未来 ································· 221

索引 ································· 229

用語集

critical care outreach team（CCOT）
集中ケアの訓練を受けた看護師らが主体となり，ICU 退室患者と何らかの懸念のある入院患者を定期的に訪床し，起動基準に抵触する患者を早期発見することを目指した対応チーム。

do-not-attempt-resuscitation（DNAR）
心停止時に心肺蘇生行為を行わないこと。

medical emergency team（MET）
医師を 1 名以上含み，気管挿管などの二次救命処置をベッドサイドで開始できる能力を備えた対応チーム。

rapid response team（RRT）
医師を必ずしも含まず，起動された患者の初期評価をし，基本的な初期対応を行ったうえで，必要に応じて医師の緊急招請を行うチーム。

track and trigger
病棟患者を継続的に何らかの基準を用いてモニタリングし，病状増悪をきたした患者を拾い上げ，治療チームにつなぐ一連の流れ。

院内迅速対応システム rapid response system（RRS）
患者の有害事象を軽減することを目指し，迅速な対応を要するようなバイタルサインの重大な増悪を含む急激な病態変化を覚知し，対応するために策定された介入手段。

院内心停止
コンセンサスの得られた定義はない。通常は院内で起こる予期せぬ心停止を意味する（「心停止」参照）。

起動基準
事前に設定された，主治医への連絡，RRS の起動などの治療のエスカレーションにつながる基準。シングルパラメーターやマルチパラメーターを用いた早期警告スコアなどがある。必ずしも RRS の起動基準だけが設定されるわけではない。

起動要素
病棟スタッフ・医療従事者が患者の病状増悪を認識し，あらかじめ定められた起動基準に従って MET/RRT を起動する要素。一般的には「気づきと起動」といわれる。

コードステータス
生命を脅かす緊急事態や心停止の際の，医療介入の程度を示した事前の取り決め。

コードブルー
心停止やそれに準ずる病態で起動される緊急対応システム。RRS にはコードブルーを防ぐ目的があるため，RRS とコードブルーは目的が異なるシステムである。

指揮調整要素
RRS を計画，導入し，維持運営する母体組織。スタッフへの教育や MET/RRT 構成スタッフの選任，資機材の整備などを司る。

＊ 本用語集は日本集中治療医学会の Rapid Response System 運用指針を参考に作成した。RRS に使用される用語はガイドラインや論文，国によって定義が異なり，日本でも定義が定まっていないのが現状である。そのため，RRS で使用される用語の定義ではなく，あくまでも理解を助けるためのものとして参照いただきたい。

システム改善要素

発生した事案をデータ集積し，将来同様の事案を回避できるよう，管理・ケアの改善に役立つようフィードバックする要素。

重篤有害事象

研究によって定義は異なるが，多くの場合，予期せぬ心停止，予期せぬ死亡，および ICU 予定外入室を指す。

シングルパラメーター

バイタルサインやその他の生命徴候の各項目に対して閾値を設定する方法（例：血圧 80 mmHg 以下 または 220 mmHg 以上で RRS 起動）。

心停止

コンセンサスの得られた定義はない。以下のような定義が用いられている。
①反応がなく，かつ正常な呼吸がなく，脈拍も触知できない状態〔日本蘇生協議会（JRC）蘇生ガイドライン 2020〕[1]。
②胸骨圧迫，または致死的不整脈に対して除細動が行われた状態〔国際 RRS 学会（iSRRS）の定義〕[2]。
③イベント中に胸骨圧迫，または致死的不整脈に対して除細動が行われた事例〔米国心臓協会（AHA）の Get With The Guidelines の定義，ウツタイン様式の定義も同様〕[3]。

早期警告スコア Early Warning Score（EWS）

呼吸，経皮的末梢動脈血酸素飽和度（SpO_2），酸素投与，体温，収縮期血圧，心拍数，意識レベルの項目からスコアリングされ，病状増悪の徴候を早期発見するためのツール。

対応要素

病棟からの起動に応じて迅速に（15 分以内を推奨する）現場に急行し，患者の評価と初期対応を行う要素。重篤な患者の状態の安定化と管理に必要なスキルを備えたスタッフと，必要な資機材からなる。チーム構成により MET，RRT，CCOT に大別される。一般的には RRS 対応チームといわれる。

病状増悪

患者の生命徴候の増悪や懸念のある臨床的変化。急変に至る前の増悪を示す意味で使用されることが多い。

防ぎ得た死亡

コンセンサスの得られた定義はない。各施設で基準を作成したり，各施設の委員会で検討され決定されることが多い。

予期せぬ死亡

入院中に，DNAR が合意されていない，ないしは記載されていない患者で起こった死亡。

予期せぬ心停止

入院中に，DNAR が合意されていない，ないしは記載されていない患者で起こった心停止。RRS 関連では，ICU 外が含まれることが多い。

文　献

1. JRC 蘇生ガイドライン 2020 作成委員会 ALS 作業部会．成人の二次救命処置．In：日本蘇生協議会監修．JRC 蘇生ガイドライン 2020．東京：医学書院，2021；47-150.
2. Subbe CP, Bannard-Smith J, Bunch J, et al. Quality metrics for the evaluation of rapid response systems：proceedings from the third international consensus conference on rapid response systems. Resuscitation 2019；141：1-12. PMID：31129229
3. Cummins RO, Chamberlain D, Hazinski MF, et al. Recommended guidelines for reviewing, reporting, and conducting research on in-hospital resuscitation：the in-hospital "Utstein style". Ann Emerg Med 1997；29：650-79. PMID：9140252

注 意

　本書の準備に携わった全員が，ここに示された情報が正確であり，確実に実臨床を反映したものとなるよう極力努力した。しかしながら，監修者，編集者，著者ならびに出版社は，本書の情報を用いた結果生じたいかなる不都合に対しても責任を負うものではない。本書の内容の特定な状況への適用に関しての責任は，医師各自のうちにある。

　監修者，編集者，著者ならびに出版社は，本書に記載した薬物の選択，用量については，出版時の最新の推奨，および臨床状況に基づいていることを確認するよう努力を払っている。しかし，医学は日進月歩で進んでおり，政府の規制は変わり，薬物療法や薬物反応に関する情報は常に変化している。読者は，薬物の使用にあたっては個々の薬物の添付文書を参照し，適応，用量，付加された注意・警告に関する変化を常に確認することを怠ってはならない。これは，推奨された薬物が新しいものであったり，汎用されるものではない場合に，特に重要である。

プロローグ

なぜRRSが
急性期充実体制加算に
組み込まれたか

2022年度の診療報酬改定で急性期充実体制加算1が新設され，「入院患者の病状の急変の兆候を捉えて対応をする体制」（＝RRS）が算定要件として組み込まれた。さらに2024年度からは急性期充実体制加算1が2と分かれ，より幅広い急性期病院で要件を満たせるようになった。この流れを理解するためには，RRSがどのように取り組まれてきたか，歴史的な背景を知る必要がある。

▶米国と日本でのRRSの普及

米国医学研究所（IOM）が，1999年に出版した"To Err Is Human：Building a Safer System"（邦題「人は誰でも間違える：より安全な医療システムを目指して」）によると，米国で医療行為による有害事象で死亡したと考えられる患者数は，年間44000〜98000人にのぼる。

この事実に対して，医療の質改善研究所（IHI）は，医療安全の実現のために2つのキャンペーンを実施した。2005年1月〜2006年6月に展開された「100,000 Lives Campaign」（100Kキャンペーン）では，米国にある約5500の病院のうち3000以上の病院が参加し，2006年12月〜2008年12月に展開された「5 Million Lives Campaign」には，3700以上の病院が参加するに至った。これらのキャンペーンでは，大きな成果が挙げられた。その1つの施策がrapid response system（RRS）である。

日本でも2008年5月から開始された「医療安全全国共同行動　いのちをまもるパートナーズ」（日本版100Kキャンペーン）において，RRSに関するキャンペーンが行われ，急速にその必要性が認知された。

▶普及への障壁：エビデンスはあるか？

しかし，導入する施設はごく一部にかぎられた。そこで筆者はRRSを普及させるために，全国でRRSトレーニングセミナーなどを開催してきたが，日本で普及するまでに時間を要した。1つの理由として，RRS自体にエビデンスがあるか

どうかが議論されていたからである。

RRS そのものの有効性

MERIT study による逆風

2005 年にオーストラリアで報告された MERIT study[1] は，RRS に関する大規模無作為化比較試験である。11 の施設は通常どおりの急変対応，12 の施設は RRS の medical emergency team（MET）が対応し，6 か月間に発生した院内心停止，予期せぬ死亡，または ICU 予定外入室の複合アウトカムがプライマリアウトカムとされた。結果として，通常どおりの急変対応と比較して MET の起動件数は有意に増加したが，複合アウトカムには有意差は認められなかった。この研究の限界として，研究を開始した時点でほとんどの施設（比較対照となる施設も含めて）で RRS の有用性が広く認識されていたことが影響しているのではないか，1000 入院あたり 9 件程度の起動件数のため，起動件数がアウトカムに影響を及ぼすまでに至らなかったのではないかと議論されてきた。実際にその後の研究で，RRS 起動件数が 1000 入院あたり 26〜54 件で，院内死亡を減少させるといわれている[2]。

システムによる医療過誤防止とエビデンスの蓄積による追い風

2013 年の米国の死亡に関する統計で原因を推定したところ，3 位に医療過誤が入り，心疾患と癌に次ぐ多さであった[3]。そこで医療過誤による患者への害を減

メモ 1 　 EWS の登場と発展

米国とオーストラリアでは，さまざまな RRS 起動基準が開発されてきた。多くの起動基準は，特定のバイタルサインの異常にもとづいている。起動のための標準的なシングルパラメーターには，スタッフによる何らかの懸念に加えて，1 つ以上のバイタルサインの異常が含まれる。理想的な起動基準は，患者のイベントに対する最大の認識率（高感度）とトリガーによる最低の起動率（高特異度）を必要とし，重大なイベントの見落としと過剰なスタッフの負担を最小限に抑える必要がある。
　患者の病状増悪時に RRS の起動を促進させる正確な予測ツールとして，早期警告スコアシステム Early Warning Scoring System（EWSS）が注目を集めている。EWSS は，患者の複数のバイタルサインに点数をつけ，合計点を評価する定量的な方法であり，点数の閾値を決めることでより客観的な RRS 起動ができるようになった。2012 年，英国の国民保健サービス（NHS）が EWSS の標準化をすることを推奨し，これが National Early Warning Score（NEWS）として知られるようになり，現在も世界中で使用されている[4]。
　最近の系統的レビューでは，NEWS が入院患者において，48 時間以内の ICU 予定外入室，院内心停止，および短期間の死亡率を予測するための有用なツールであることが示された[5]。

少させるモデルとして，個人の責任よりシステムの問題解決に向かうようになった。エラーをより見える化するために，院内スタッフに安全トリガーの教育をして，声を上げる文化を醸成すること，また安全文化の醸成のため，機械工学の導入〔例：自動で早期警告スコア Early Warning Score（EWS）を計算してアラートをかける〕（メモ 1）[4,5] が推奨された[3]。

その後多くの RRS の研究が世界中で行われ，2015 年のメタ解析[6]では，RRS 群が有意に院内死亡率を低下させたという結果が報告された。

▶急性期充実体制加算への道のり

オンラインレジストリの設立と普及

日本で RRS と院内心停止のエビデンスを蓄積するために，筆者が 2012 年に RRS/院内心停止オンラインレジストリを設立するための公的研究費を獲得した。このレジストリの主な目的は，①RRS の浸透と質の向上により院内心停止を減少し地域社会に質の高い医療の提供をはかること，②医療の質向上のために世界に発信する臨床研究を行うことである。

2015 年には，日本集中治療医学会 RRS 検討委員会と日本臨床救急医学会 患者安全推進委員会の合同委員会として「日本院内救急検討委員会」が発足し，RRS/院内心停止のオンラインレジストリを運用することを承認された[7]（現在は日本集中治療医学会が運用している）。この動きは，RRS 自体の普及と，米国心臓協会（AHA）の Get With The Guidelines®-Resuscitation Patient Management Tool[8] にもとづいて作成されたことでブレークスルーとなった（図 1）。そして，RRS/院内心停止オンラインレジストリのデータを活用した RRS と院内心停止に関する論文が多数公開された。

レジストリ以外でも日本集中治療医学会で 2017 年に RRS に関する用語を日本語に翻訳で定義したり，日本臨床救急医学会で RRS 教育コース策定指針を定めた。

日本独自のエビデンス

2016 年には Fujiwara ら[9] により，10 の急性期病院における院内心停止に関する後向き研究が報告された。「閉胸式心マッサージ」「エピネフリン」「除細動」の 3 つのキーワードを使用した事前定義から予期せぬ心停止の患者が抽出され，予期せぬ心停止の比率が 1000 入院あたり 3 例であることが示された。

2020 年に Naito ら[10] により，前述の RRS/院内心停止オンラインレジストリを用いて，35 施設からの記述的研究が報告された。このなかの 24 施設で 20 症例以上の登録があり，施設ごとの起動率を解析した。1000 入院あたり RRS 起動

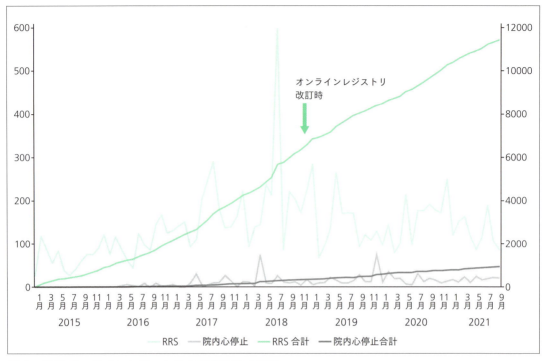

図1 RRSオンラインレジストリの登録件数の推移
2014年にRRSオンラインレジストリがver. 1として導入され，2017年の11月にオンラインレジストリver. 2に改定しGet With The Guidelines-Resuscitation Patient Management Toolに準拠した登録項目に修正した。2024年4月時点で，RRSレジストリには73施設，院内心停止レジストリには47施設が参加している。

件数が10件以上の施設が3施設のみであり，多くの施設でRRSが定着していない現状が浮き彫りとなった（図2）。また，日内変動では，日勤帯にRRS起動件数が有意に多く，死亡率が低い結果となった。逆に，夜間は，RRSの起動件数が減少し，死亡率が上昇することが示された[*1]。RRS起動症例の死亡率は3.6%と海外の先行研究の1%前後と比較すると高くなっている。

…

これらのエビデンスにより，日本ではRRSの質の指標の1つとなる起動件数はかなり少なく，RRS起動症例の院内死亡率が先行研究と比較しても高いことが示された。院内の医療安全を促進するためには，RRSの充実が必要であることを厚生労働省にデータとして示すことができ，2022年度の診療報酬改定で算定要件に加わった。

[*1] RRSの起動件数と死亡率の関連については「運用時間および対象病棟」の章の図1を参照。

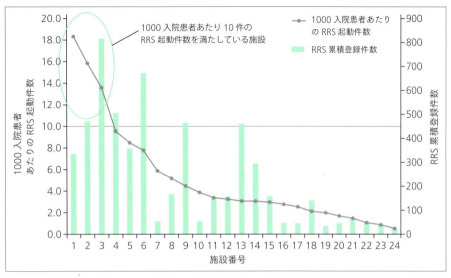

図2　RRS起動率と施設別のRRS累積登録件数
中央黒線：1000入院患者あたり10件のRRS起動件数

急性期充実体制加算とは

急性期充実体制加算の目的は，急性期病院において地域で急性期・高度急性期医療を集中的・効率的に提供する体制を確保し，院内における医療安全の向上，医療提供体制の強化，質の高い医療の提供，そして重症患者の適正管理，緊急事態への迅速な対応である。主な施設基準のなかに，「入院患者の病状の急変の兆候を捉えて対応をする体制」（＝RRS）を確保することが記載されている（表1）。特定機能病院は施設認定を受けることができないが，アクティブに急性期医療を担っている施設に対して，厚生労働省が診療報酬を算定したかたちとなっている。算定要件としてRRSの確保のみでなく，24時間の救急医療体制，手術実績，感染防止にかかわる取り組みなど高度かつ専門的な医療にかかわる実績を満たすことが含まれている。2024年度には，急性期充実体制加算1が2と分かれ，より多くの急性期病院が施設基準を満たせるようになった[*2]。

診療報酬をきっかけに今後はより多くの施設で，RRSの実績の記録が集積され院内の医療安全につなげていくことが望まれる。

[*2] 厚生労働省保険局医療課が公開している『令和6年度診療報酬改定の概要【入院Ⅱ（急性期・高度急性期入院医療）】』《https://www.mhlw.go.jp/content/12400000/001224803.pdf》（2024年7月20日閲覧）の18ページ目に急性期充実体制加算の見直しの詳細が説明されている。

表 1 「入院患者の病状の急変の兆候を捉えて対応する体制」の算定要件

院内迅速対応チームの設置（救急または集中治療の経験を有し，所定の研修*を修了した医師・看護師各 1 名を含み，24 時間対応できる体制を確保している）
RRS の対応状況改善の必要性などを提言するための責任者の配置
対応方法のマニュアルの整備と職員の順守
多職種からなる委員会の開催（責任者は年 1 回以上出席する）
年 2 回程度の院内講習の開催
RRS の必要な実績の記録

* 日本集中治療医学会の「Rapid Response System 出動スタッフ養成コース」，医療安全全国安全共同行動の「RRS セミナー～急変時の迅速対応と RRS～」，米国集中治療医学会（SCCM）の「Fundamental Critical Care Support（FCCS）コース」，日本内科学会認定の「JMECC（日本内科学会認定内科救急・ICLS 講習会）～RRS 対応コース」。

文 献

1. Hillman K, Chen J, Cretikos M, et al. Introduction of the medical emergency team（MET）system：a cluster-randomised controlled trial. Lancet 2005；365：2091-7. PMID：15964445
2. Jones D, Bellomo R, DeVita MA. Effectiveness of the medical emergency team：the importance of dose. Crit Care 2009；13：313. PMID：19825203
3. Makary MA, Daniel M. Medical error-the third leading cause of death in the US. BMJ 2016；353：i2139. PMID：27143499
4. Royal College of Physicians. National Early Warning Score（NEWS）：Standardising the assessment of acute-illness severity in the NHS. 2012 年 7 月.《https://www.ombudsman.org.uk/sites/default/files/National%20Early%20Warning%20Score%20%28NEWS%29%20-%20Standardising%20the%20assessment%20of%20acute-illness%20severity%20in%20the%20NHS_0.pdf》（2024 年 8 月 15 日閲覧）
5. Smith GB, Prytherch DR, Meredith P, et al. The ability of the National Early Warning Score（NEWS）to discriminate patients at risk of early cardiac arrest, unanticipated intensive care unit admission, and death. Resuscitation 2013；84：465-70. PMID：23295778
6. Maharaj R, Raffaele I, Wendon J. Rapid response systems：a systematic review and meta-analysis. Crit Care 2015；19：254. PMID：26070457
7. 日本院内救急検討委員会. About In-Hospital Emergency Committee in Japan.《https://www.ihecj.jp/about-ihecj/》（2024 年 7 月 22 日閲覧）
8. American Heart Association. Get With The Guidelines®-Resuscitation Patient Management Tool：Cardiopulmonary Arrest Event. 2023 年 8 月更新.《https://www.heart.org/-/media/Files/Professional/Quality-Improvement/Quality-Research/CRFs/Resus_CPA_CRF_August_2023.pdf》（2024 年 8 月 15 日閲覧）
9. Fujiwara S, Koike T, Moriyasu M, et al. A retrospective study of in-hospital cardiac arrest. Acute Med Surg 2016；3：320-5. PMID：29123806
10. Naito T, Fujiwara S, Kawasaki T, et al. First report based on the online registry of a Japanese multicenter rapid response system：a descriptive study of 35 institutions in Japan. Acute Med Surg 2020；7：e454. PMID：31988766

藤谷 茂樹

Part **1**

どんな RRS が
求められているのかを
理解しよう

〜急性期充実体制加算の目的は？〜

防ぎ得る死亡を
ゼロにする RRS

ポイント
- 世界各国のデータベースによると院内心停止の発生率は 1000 入院あたり約 1〜10 件であり，生存退院率は約 25% と報告されている。
- 院内心停止の減少のためにも RRS は重要であるが，起動件数が少ないと院内心停止の減少には至らない。
- 起動基準にはシングルパラメーター，マルチパラメーターがあるが，院内心停止を予測するスコアは，現時点で有効なものはない。
- 治療の限界や心停止時の心肺蘇生の制限などを周知しておくことで，RRS が有効と考えられる患者を特定することが可能になると考える。
- 院内心停止の発生を減らすには単に RRS を構築するだけでなく，院内の医療安全や医療倫理に関するシステム，ICU などの重症病棟の整備も必要である。

▶院内心停止の現状

院内心停止とは

国際標準のウツタイン様式では，院内心停止は入院患者が胸骨圧迫および除細動を受けたときに発生したものと定義される[1,2]。そのうち予期せぬ院内心停止は「do-not-attempt-resuscitation（DNAR）の合意がない，あるいはその記載のない入院患者の心停止」とされている。一方，防ぎ得た死亡を定義することは難しい。このため院内心停止と予期せぬ心停止を指標とすることが多い。いくつかの国のデータベースでは院内心停止の発生率は 1000 入院あたり約 1〜10 件であり，生存退院率は約 25% と報告されている[3]。ただ，国ごとに医療事情が異なるために発生率，その傾向も違いがある。

世界の院内心停止の発生と転帰

院内心停止の疫学に関する質の高いデータは，米国心臓協会（AHA）の Get With the Guidelines®-Resuscitation（GWTG-R），スウェーデンの心肺蘇生レジストリ，デンマークの院内心停止レジストリ〔Danish in-hospital cardiac arrest registry（DANARREST）〕，英国の National Cardiac Arrest Audit（UK-NCAA）

がある。

AHA の GWTG-R によれば，米国では毎年約 292000 件の成人院内心停止が発生しており，1000 入院あたりの発生率は 9.7 件で，生存退院率は 2022 年には 21.2% であった[3,4]。

スウェーデンの心肺蘇生レジストリによれば 1000 入院あたりの院内心停止の発生率は 1.75 件で，30 日生存率は 28.3%，1 年生存率は 25% であった[3,4]。

DANARREST では，院内心停止の発生率は 1000 入院あたり 1.8 件であった[3,4]。

UK-NCAA では，英国の 2021〜2022 年の院内心停止の発生率は 1000 入院あたり 1.0〜1.6 件であった[3,4]。

…

米国の院内心停止の発生率はやや高く 1000 入院あたり 9.7 件であったが，米国以外は 1000 入院あたり 1.0〜1.8 件であった。ただし，施設間のばらつきは大きかった。一方，中国では 2012〜2016 年の院内心停止の発生率は 1000 入院あたり 1.5% と報告している[5]。

日本の院内心停止の発生と転帰

日本では，2011〜2017 年の院内心停止の発生率は 1000 入院あたり 5.1 件と報告されている[6]。日本は高齢化が世界でもトップクラスで，疾患や病状が複雑となって，入院患者が悪化する可能性が高いが，院内心停止の発生率は低下傾向にあった。ただし，日本のデータは診断群分類別包括評価（DPC）データから計算したものなので，注意が必要である。また転帰に関しては，Yokoyama ら[7] の報告では心停止後 24 時間の生存率は 49.8%，退院までの生存率は 27.8%，30 日後の神経学的転帰が良好な割合は 21.4% であった。Fujiwara ら[8] の報告では生存率は 7% であった。

…

日本の院内心停止の生存率は 7〜27.8% とばらつきが大きかった。

院内心停止の発生率と転帰のデータの問題点

院内心停止の発生率や転帰のデータは，①院内心停止の定義，②さまざまなレジストリで把握されている心停止の割合，③患者の集団，④心肺蘇生，蘇生禁止命令，治療中止をめぐる各国の文化，⑤心停止中および心停止後の治療といった違いが大きく影響する。したがって，国ごとやレジストリ間の比較は慎重に行う必要がある[9]。

▶院内心停止の予防

院内心停止の予防としてのRRS

施設で発生する心停止や不整脈などの生命を脅かす出来事の約半分は予防可能であると考えられている。心停止には通常，数時間の病状増悪とバイタルサインの異常が伴うと報告されている[10]。そのためには院内心停止リスクのある患者を特定し，病状増悪や心停止を防ぐために介入できれば院内心停止の発生を予防することができる。これらをシステマティックにしたものがRRSである。また，夜間や土日の院内心停止の生存率が低い報告[11]を考えると24時間365日体制のRRSを実施しないと院内心停止の発生率を低下させることにはならない。人員などの問題で曜日や時間を限定してRRSを運用する方法もあるが，あくまでも経過措置であり，院内心停止の発生率低下には寄与しないので注意が必要である。

院内心停止の減少にはRRSが重要であるものの，起動件数が少ないと院内心停止の減少には至らない。Jonesら[12]は院内心停止の減少には1000入院あたり25件程度のRRS起動が必要ではないかと報告している（図1）。24時間365日体制で運用しても，RRSが起動されないと院内心停止リスクのある患者を認識できていないことになる。

院内心停止リスクのある患者を特定（RRSの起動基準）

RRSの起動には従来からある単一のパラメーターで対応する方法（シングルパ

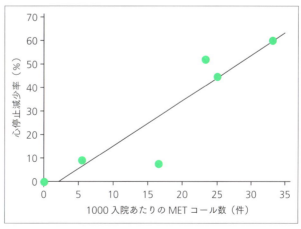

図1　medical emergency team（MET）コール数（起動件数）と心停止減少率
●は1999〜2004年のデータ（6ポイント）における心停止減少率を示している。
（文献12より）

ラメーター）と，いくつかのパラメーターを組み合わせる方法（マルチパラメーター）がある。後者の代表的なものとして早期警告スコア Early Warning Score（EWS）があり，最近は National Early Warning Score（NEWS），NEWS 2 などが発表されている。最近の Cochrane レビューでは，282 施設で 666131 人の参加者を対象とした 11 の研究〔4 つの無作為化比較試験（RCT）〕が特定され，EWS は院内死亡率，ICU 予定外入室，予期せぬ有害事象を含む患者の転帰にほとんど影響を与えないという低確実性から中確実性のエビデンスがあると報告された[13]。

　臨床現場で院内心停止の予測をするスコアは，現時点では有効なものはない。将来的には，ウェアラブル技術を使用して継続的に患者をモニタリングし，利用可能な臨床データから他の危険因子を組み合わせることで，院内心停止リスクの高い患者を特定することができるかもしれない。

倫理的問題

治療の限界や心停止時の心肺蘇生の制限などが共有できていないために，RRSが起動されてしまうことがある。そもそも，治療が限界である患者は近い将来に心停止が予想されているものであり，そこに RRS の介入は必要ないと考える。RRS を周知すると同時に，治療の限界や心肺蘇生の制限の周知できるようにしておく必要がある。この結果，RRS が有効と考えられる患者を特定することが可能になると考える。

▶ RRS と集中治療管理

院内心停止リスクの高い患者を認識し RRS を起動した場合，対応チームとしては ICU に患者を入室させる，あるいはこのまま病棟で経過観察するかの判断が必要である。ICU はそもそも重症患者を一か所に集めて管理するユニットであり，多臓器に障害がある患者に対して機械的なサポートをすることで転帰は改善すると考えられた。その結果，集中治療は術後であれば主治医もしくは麻酔科医が，救急疾患では救急医が治療にあたった。専門外の病状では専門家のアドバイスを参考にするものの，治療方針や指示は主治医が行うことが当然であった[14]。日本ではこのような ICU は依然として多い。この場合，対応チームで重症化すると判断しても，最終的に治療に当たるのは主治医である。RRS を構築しても主治医の負担はそれほど変わらず，ICU に入室する基準も主治医の判断が大きく影響する可能性がある。一方，集中治療の専門医が専従する ICU であれば，ICU への入室や ICU 内での治療は主治医以外の集中治療医が行うために，院内心停止リスクの高い患者の転帰も改善が期待でき，主治医の負担も軽減されると

予想できる。

　このように院内心停止の発生を減らすには単に RRS を構築するだけでなく，院内の医療安全や医療倫理に関するシステムの整備，ICU などの重症病棟の整備も必要である。

文　献

1. Nolan JP, Berg RA, Andersen LW, et al. Cardiac arrest and cardiopulmonary resuscitation outcome reports：update of the Utstein resuscitation registry template for in-hospital cardiac arrest：a consensus report from a task force of the International Liaison Committee on Resuscitation. Resuscitation 2019；144：166-77. PMID：31536777

2. Otto Q, Nolan JP, Chamberlain DA, et al. Utstein style for emergency care-the first 30 years. Resuscitation 2021；163：16-25. PMID：33823223

3. Penketh J, Nolan JP. In-hospital cardiac arrest：the state of the art. Crit Care 2022；26：376. PMID：36474215

4. Martin SS, Aday AW, Almarzooq ZI, et al. 2024 heart disease and stroke statistics：a report of US and global data from the American Heart Association. Circulation 2024；149：e347-913. PMID：38264914

5. Li H, Wu TT, Liu PC, et al. Characteristics and outcomes of in-hospital cardiac arrest in adults hospitalized with acute coronary syndrome in China. Am J Emerg Med 2019；37：1301-6. PMID：30401593

6. Ohbe H, Tagami T, Uda K, et al. Incidence and outcomes of in-hospital cardiac arrest in Japan 2011-2017：a nationwide inpatient database study. J Intensive Care 2022；10：10. PMID：35241166

7. Yokoyama H, Yonemoto N, Yonezawa K, et al. Report from the Japanese registry of CPR for in-hospital cardiac arrest（J-RCPR）. Circ J 2011；75：815-22. PMID：21436595

8. Fujiwara S, Koike T, Moriyasu M, et al. A retrospective study of in-hospital cardiac arrest. Acute Med Surg 2016；3：320-5. PMID：29123806

9. 安宅一晃．行動目標 6 急変時の迅速対応：行動目標 6 の現状と課題．In：医療安全全国共同行動 技術支援部会編．患者安全・医療安全 実践ハンドブック．東京：メディカル・サイエンス・インターナショナル，2022；176-8.

10. Van Voorhis KT, Willis TS. Implementing a pediatric rapid response system to improve quality and patient safety. Pediatr Clin North Am 2009；56：919-33. PMID：19660635

11. Medical Emergency Team End-of-Life Care investigators. The timing of rapid-response team activations：a multicentre international study. Crit Care Resusc 2013；15：15-20. PMID：23432496

12. Jones D, Bellomo R, DeVita MA. Effectiveness of the medical emergency team：the importance of dose. Crit Care 2009；13：313. PMID：19825203

13. McGaughey J, Fergusson DA, Van Bogaert P, et al. Early warning systems and rapid response systems for the prevention of patient deterioration on acute adult hospital wards. Cochrane Database Syst Rev 2021；11：CD005529. PMID：34808700

14. 安宅一晃．集中治療医育成における理想の専門医制度とは：求められるコンピテンシーと教育制度．INTENSIVIST 2020；12：701-7.

安宅　一晃

医療の質を
向上させる RRS

ポイント
- RRS は施設の医療安全システムであり，そのためにも院内における管理責任体制を明確にする必要がある。
- 終末期患者の医療の質向上や，医療過誤の減少においても RRS は有用である可能性が示唆されている。
- 医療の質向上に向けては，すべての職種が参加し PDCA サイクルをまわす取り組みが求められる。また個人，部署，施設，国レベルの各階層で医療の質向上に向けて取り組むことが好ましい。

▶医療の質向上とは

米国の医療の質改善研究所（IOM）は，医療の質向上に向け，safe（安全），effective（効果的），patient-centered（患者中心），timely（適時的），efficient（効率的），equitable（公正）という 6 つの目標を掲げている[1]。RRS が寄与する各施設の医療の質向上，また RRS 自体の質向上を考えるうえで，これらの目標が指標となる。

▶患者と医療従事者の安全を守る RRS

医療は不確実なものである。動的に変化する状況に対して，医療従事者はかぎられた資源で，頻回に優先順位を判断することで，日常診療を許容範囲内の成功におさまるように管理している。RRS とは，基準に則って患者の病状増悪のリスクを評価し，優先順位が高いと判断された場合には，通常は投入しない高い専門性をもつ資源（対応チーム）の機能を拡張して病棟などに派遣し，患者の病状増悪を先行的に予防することによって安全を守り，医療の質向上に寄与することを目指すシステムといえる[*1]。

また，RRS は予期せぬ院内心停止や院内死亡といった不幸な転帰を減少させ

---

*1　RRS の定義については「概論：RRS の 4 要素と概略」の章を参照。

ることを目指したシステムであるが，終末期患者の医療の質向上や，医療過誤の減少においても有用である可能性が示唆されている[2]。

RRSが，その機能を発揮し続けるためには，医療の質向上に向けた活動が必須となり，系統的に活動を推進するために，RRSの4要素のうち組織づくりを含めた指揮調整要素とシステム改善要素が重要となる。

▶医療の質向上を実現する組織づくり

RRSは施設の医療安全システムである。したがって院内における管理責任体制を明確にする必要がある。RRSの責任者を配置し，運営を所管する委員会を設置したうえで，必要な規定やマニュアルを整備する。この時にRRSのシステム改善要素を機能させるために，データの収集や分析についての役割を明確にしておくとよい。

▶医療の質向上に向けた活動

医療の質向上に向けては，医師や看護師だけでなく，すべての職種が参加し，いわゆるPDCA[*1]サイクルをまわす取り組みが求められる。

医療の質向上をはかる取り組みは，個人，部署，施設，国レベルの各階層で行われることが好ましい。各階層での改善活動は，部署と施設の医療安全管理部門など，階層間でも共有し，連携する必要がある。医療の質向上をはかる代表的な取り組みとしては，専門家・同僚による相互点検（ピアレビュー）や診療ガイドラインの活用，診療プロセスの標準化，臨床指標・質指標を用いた評価などがある[3]。

RRSの運用においても，システムの質向上に向けて，PDCA[*2]サイクルをまわす必要がある。各階層における質向上に向けたアプローチの例を表1に記す。各階層での取り組みが求められるが，階層間での連携も重要である。

個人レベル（すべての医療従事者）

患者観察・フィジカルアセスメント，病状増悪の評価と認知，重症患者の診療・ケア，急変時の対応など，各場面におけるテクニカルスキル，ノンテクニカルスキル双方の視点で，学習機会とすることが重要である。RRSの対応チームは，すべての医療従事者の学習を支援する役割をもつ。特に対応チームが，起動に対しての対応時もしくは対応後に，適切なフィードバックを行うことは，On-the-

---

*2　Plan（計画），Do（実行），Check（測定・評価），Action（対策・改善）。

医療の質を向上させる RRS | 19

表1　RRS にかかわる質向上に向けたアプローチの例

	向上に向けたアプローチの例
個人レベル （すべての医療従事者）	自己学習：患者観察・フィジカルアセスメント，病状増悪の評価と認知，重症患者の診療・ケア，急変時の対応，ノンテクニカルスキル On-the-Job-Training：患者観察・フィジカルアセスメント，病状増悪の評価と認知，重症患者の診療・ケア，急変時の対応
部署レベル	チームや委員会からのフィードバック カンファレンス（症例検討） 勉強会 シミュレーショントレーニング チーム医療研修
施設レベル	データ収集・分析 （全）事例検討・フィードバック 多面的対策：ハード面（施設，機器など），ソフト面（マニュアルなど），環境面，対人面など 学習機会：研修会（テクニカルスキル，ノンテクニカルスキル）の開催
国レベル	指針の策定 データ収集事業 監査や外部評価による確認・指導 RRS 研修会の開催

Job-Training として個人レベルの質向上に寄与することが期待される。対応チームのスタッフも，個人レベルでの学習が求められる。

部署レベル

RRS の対応チームならびに RRS 運営委員会などからのフィードバック，部署での自律的なカンファレンスなどでの症例検討をとおし，部署の課題を整理したり，スタッフに気づきを与える。そこからスタッフのスキル向上，部署のチームマネジメントにつなげるための勉強会やシミュレーショントレーニング，チーム医療研修といった学習機会をつくる。

施設レベル

RRS 運営委員会などが中心となり，データの収集・分析，事例の検討による課題の抽出を行う。事例の検討は，RRS が起動された全例で行うことが推奨される。これらの結果は，院内の各部署や医療従事者に加えて，RRS の起動要素，対応要素，指揮調整要素のそれぞれにフィードバックする必要がある。抽出された課題に対しては，必要に応じて医療安全管理部門と連携のうえで環境の改善や物品の整備，学習機会をつくるなど多面的な視点で検討し，改善に向けた方策を実践する。

国レベル

学会や行政が中心となった活動が挙げられる。例としては，指針の策定や，データ収集事業，監査や外部評価による確認・指導，RRS 研修会の開催などがある。

▶ RRS が寄与する医療の質向上

RRS によって，入院患者における院内心停止をはじめとする重大な有害事象の予防を組織横断的に実施することで，医療の質向上への寄与が期待される。

加えて実際に RRS のシステム改善に向けて，各種データ収集と評価，改善に向けた取り組みを実施すると，患者の病状増悪予防への活動に直接的につながるものではないような施設面，環境面，学習面などでの課題がみえてくることも多い。これらの課題に向き合い，RRS のシステム改善の方略を探って実践することで，幅広い視点における医療の質向上につながることを期待する。

文 献

1. Institute of Medicine Committee on Quality of Health Care in America. Improving the 21st-century health care system. In：Crossing the Quality Chasm：A New Health System for the 21st Century. Washington DC：National Academy Press, 2001；39-60.
2. JRC 蘇生ガイドライン 2020 作成委員会 EIT 作業部会．普及・教育のための方策．In：日本蘇生協議会監修．JRC 蘇生ガイドライン 2020．東京：医学書院，2021；383-478.
3. 日本医療機能評価機構．継続的質改善のための取り組み．In：病院機能評価 機能種別版評価項目 解説集 一般病院 2〈3rdG：Ver3.0〉．東京：日本医療機能評価機構，2022；31-41.

中村 京太

医療費を抑える RRS

ポイント
- RRS によって院内心停止を未然に防ぐことで，医療の質向上と同時に医療費を削減させる可能性がある。
- 国際 RRS 学会（iSRRS）の質的指標のなかに入院日数および ICU 滞在期間を測定する指標がある。これは ICU 滞在期間が長くなると経済的負担が大きくなることが予想されるからである。
- RRS を構築すると同時に，事前に患者・患者家族と十分に話し合い，治療方針を決めておくことで，医療費の増加を防げる。

▶ RRS と医療費の関係性

心肺蘇生に関するガイドラインは科学的なエビデンスにもとづいて 5 年ごとに改訂されている。しかし，2000 年前後では院内心停止の転帰はガイドラインの改訂にもかかわらず大きく変化していなかった[1]。院内心停止は敗血症や呼吸に原因がある場合が多く，その原因に介入しないと心肺蘇生に成功しないことに起因する。院内であっても心停止になると救命できるのは 20% 程度で，神経学的機能を含めて完全回復するのは非常に少数であり，医療安全の観点からも大きな問題であった[1]。一方，入院患者の病状が増悪して心停止になると，ICU に入室することになり，濃厚な治療が必要になる。このような本来必要のない医療費が膨大になっていることが予想される。RRS は院内心停止を未然に防ぐことで医療の質を向上させると同時に医療費を削減させる可能性があると考えられる。

このように RRS は医療費と密接に関係している。

▶ 院内心停止に伴う医療費

院内で心停止が発生した場合，心肺蘇生にかかわる薬物や物品，蘇生処置にかかる人員や手技に医療費が発生する。自己心拍が再開した場合には，心停止後症候群 post cardiac arrest syndrome（PCAS）を予防するための治療が必要となり，ICU へ入室して数日にわたる体温管理療法を実施する。さらに，意識障害があ

る場合には画像診断や脳波などの検査が必要である。循環不全がある場合は体外式膜型人工肺 extracorporeal membrane oxygenation（ECMO）が，急性腎不全を合併すれば持続的腎代替療法 continuous renal replacement therapy（CRRT）などの治療も必要となる。また，心停止にならない場合や重篤なショックである場合でも抗菌薬やカテコールアミンなどの薬物が必要となり，長期管理となるとICU 滞在期間も延びる。これらの対応と治療は患者の回復に重要な役割を果たすが，同時に高額な医療費が発生する[2]。さらに ICU はかぎられた医療資源であり，長期滞在の患者で占拠すると，他の患者への医療提供にも影響が出てくる。これに加えて，入室期間が延びることで管理料の額も減る。

▶ RRS によって医療費は削減できるか？

RRS により，病棟患者の心停止を未然に防ぐことで，ICU 予定外入室の回避や入室期間の短縮が可能となり，これが直接的な医療費削減につながることが予想される。しかし，RRS による医療費削減に関する報告は少ないが[3]，病棟で病状増悪して ICU 入室が遅れた場合には ICU での医療費が高額になるという報告はある[4, 5]。また，施設ごとに ICU の入退室の基準が異なるため，ICU 滞在日数が必ずしも客観的な指標とはならない点には注意が必要である[6]。

　治療の選択や診療内容を費用の面から客観的に測定することは難しいが，2018 年に国際 RRS 学会（iSRRS）は RRS の効果を測定する質的指標[*1]を開発した[3]。この指標は各施設が RRS の機能を測定し，その後の質改善プロセスのために最適な指標を作成することを目的としている。指標は各国の国民の所得状況，症例構成，RRS のシステムに関係なく，幅広い医療環境に適用できるように検討された。その提言のなかで RRS 起動基準を満たしてからの入院日数と，RRS が起動された症例の ICU 滞在日数を測定することが推奨されている[3]。これは，病状増悪してから ICU 入室までの時間が長い場合には ICU の滞在が長くなり，経済的な負担が大きくなることが予想されるためである。これらの指標を用いることで，RRS の医療費削減のエビデンスが確立されると考えられる。

▶日本における RRS と診療報酬

2022 年度の診療報酬改定で，急性期一般入院料 1 を算定する施設で追加の算定可能な急性期充実体制加算が新設され，院内迅速対応チーム（＝RRS）を設置することが算定要件となった。2024 年度には急性期充実体制加算が 1 と 2 に分か

---

*1　iSRRS の質的指標については「測定すべきアウトカム指標」の章を参照。

れたが，いずれも RRS は要件のなかに含まれている。これにより，RRS を導入するための人員が得られやすくなった。RRS の運用が順調であれば，院内心停止の減少，ICU 予定外入室の減少，ICU 滞在日数の減少が期待できる。Jones ら[7] の研究によれば，medical emergency team（MET）の起動件数が 1000 入院あたり 25 件あれば，50％ 以上の院内心停止の減少が可能であると報告されている。日本医療機能評価機構による病院機能評価においても，評価項目別解説集のなかで RRS の整備が言及され[8]，日本では 2022 年より急速に RRS が広がりつつある。今後，これらの結果から医療費が削減するというエビデンスが確立されると期待される。

▶ RRS による影響

RRS を構築すると同時に，事前に患者・患者家族と十分に話し合い，治療方針を決めておくことが重要である。そうすることで，do-not-attempt-resuscitation（DNAR）指示やアドバンス・ケア・プランニング（ACP）により不必要な治療を避けることができる。しかし，これらが行われていないと RRS が起動されてしまい不要な蘇生や過度な治療が行われ，医療資源の有効利用とならず，医療費を増加させることになる。さらに心停止や重篤な状態への進行は，患者だけでなく患者家族にも大きな身体的・精神的負担をもたらす。RRS により，早期に患者の状態を把握し，適切な対応をとることで，これらの負担を軽減することが可能となる。また心停止後の重篤な後遺症，特に遷延性意識障害などを防ぐことも期待される。さらに，RRS は患者・患者家族に対する精神的なサポートも提供し，安心感を高めることが期待される。

文　献

1. Martin SS, Aday AW, Almarzooq ZI, et al. 2024 Heart disease and stroke statistics：a report of US and global data from the American Heart Association. Circulation 2024；149：e347-913. PMID：38264914
2. 志賀卓弥．集中治療の経済的側面を考える：制度の理解とデータの活用．Intensivist 2020；12：681-95.
3. Subbe CP, Bannard-Smith J, Bunch J, et al. Quality metrics for the evaluation of rapid response systems：proceedings from the third international consensus conference on rapid response systems. Resuscitation 2019；141：1-12. PMID：31129229
4. Simmes F, Schoonhoven L, Mintjes J, et al. Financial consequences of the implementation of a rapid response system on a surgical ward. J Eval Clin Pract 2014；20：342-7. PMID：24779481
5. Mardini L, Lipes J, Jayaraman D. Adverse outcomes associated with delayed intensive care consultation in medical and surgical inpatients. J Crit Care 2012；27：688-93. PMID：22699035

6. O'Callaghan DJ, Jayia P, Vaughan-Huxley E, et al. An observational study to determine the effect of delayed admission to the intensive care unit on patient outcome. Crit Care 2012；16：R173. PMID：23025890

7. Jones D, Bellomo R, DeVita MA. Effectiveness of the medical emergency team：the importance of dose. Crit Care 2009；13：313. PMID：19825203

8. 日本医療機能評価機構．2.1.8 患者等の急変時に適切に対応している．In：病院機能評価機能種別版評価項目解説集　一般病院 2〈3rdG：Ver. 3.0〉．東京：日本医療機能評価機構，2022；70-1.

安宅　一晃

働き方改革を支える RRS

ポイント
- 医師の長時間労働や疲労の原因に患者の重症化や急変時の対応が影響しており，RRS はこの観点からも有用である。
- RRS は，病状増悪時の対応の効率化，医療の質向上，チーム医療の推進，治療方針（コードステータス）の明示などにより適切で効率的な医療が実践できるため，医療従事者の負担軽減につながる。

▶日本における医療従事者の働き方改革

現状

日本の医療現場では，医師や看護師などの医療従事者の長時間労働が大きな課題となっている[1]。医療従事者の労働時間は他の職種に比べて非常に長く，過労による健康被害や，疲労による判断ミス，注意力の低下は医療事故のリスクを高める。また，長時間労働は医療従事者の健康にも悪影響を与え，離職や病気休職の原因にもなり得る。この結果，医療従事者不足が深刻化し，現場の負担が増大するという悪循環が生じている。背景には日本の医療環境にもとづく医療従事者不足だけでなく，医療の偏在なども影響している。

対策

この現状に対して 2018 年 6 月に働き方改革関連法が成立し，医師については 2024 年 4 月から施行されている[2]。この法律では，医師の労働時間の上限規制として時間外労働を年間 960 時間とされ，勤務間インターバルの導入，地域医療体制の整備なども盛り込まれている[2]。同時に施設における労働管理システムの導入支援なども行われている。しかし，単に勤怠管理だけを実施しても労働時間を減らせるわけではない。働き方改革の施策を実現するためには，人員を急増できないことから，タスクシフトやタスクシェアという考え方が提唱され，現場での具体的な取り組みが不可欠になっている。一方，RRS では，重症化する前にその徴候をとらえ，早期に対応することで転帰の改善をはかるが，医療現場においてもその有用性が注目されている。医師の長時間労働や疲労の原因に患者の

重症化や急変の対応が影響しているのは，間違いない。RRS はこの観点からも有用であると考える。

▶ RRS は働き方改革に有効な手段であるか？

RRS は患者の病状増悪に対して適切なタイミングで対応できるシステムであり，①病状増悪時の対応の効率化，②医療の質向上，③チーム医療の推進，④治療方針（コードステータス）の明示などにより適切で効率的な医療が実践でき，その結果医療従事者への負担を軽減することができる。

①病状増悪時の対応の効率化

医療現場では，患者の病状増悪に対して迅速な対応が求められるが，これが医師の過労をまねく一因となっている。RRS は，迅速な対応を効率化するためのシステムとしても活用できる。例えば，患者の状態をリアルタイムでモニタリングし，迅速に対応すべき患者が検出された際には最適な対応チームを自動的に招集することができる。これにより，迅速かつ適切な対応が可能となり，医師の負担を軽減することができる。

②医療の質向上

RRS により，医師の過労を防止し，健康状態を適切に管理することで，医療の質向上が期待される。疲労による判断ミスや注意力の低下が防がれることで，インシデントやアクシデントのリスクが低減し，医療の質が向上する。また，医師が健康であることは，患者に対する接遇やコミュニケーションの質にも影響を与え，総合的な医療の質向上に寄与する。

③チーム医療の推進

RRS は普段治療にかかわっている主治医や担当看護師以外の医師や看護師がかかわる。チームで対応することで従来担ってきた主治医や担当看護師の業務負担は大幅に軽減される。患者の病状増悪では迅速な情報共有と協力が必須であり，スタッフ間のコミュニケーションは不可欠である。チーム医療を促進させるには TeamSTEPPS® などが有用とされる[3],[*1]。

---

*1　TeamSTEPPS とはチーム医療と医療安全を高めるために，「リーダーシップ」「状況モニター」「相互支援」「コミュニケーション」のコアスキルに関して，チームで取り組むべき手法と戦略を示したチームワークシステムである。

④治療方針(コードステータス)の明示

医療技術の進歩により高難度な治療が可能となった。一方で治療の限界である場合や患者の意思を尊重する考えによって,さらなる治療をしない場合もある。これらの方針を決めずに治療を進めることは,本来必要のない治療を進めることになり医療従事者の負担を大きくする。RRSを構築するにあたって,無駄なRRS起動をなくすためにも治療の限界や患者の意思を尊重した治療方針を患者・患者家族と検討する必要がある。このように治療方針を決めることは医療従事者の負担軽減に寄与する。

▶ RRSは働き方改革の有効な手段

日本の医療現場における働き方改革は,医師の過労や人手不足といった深刻な課題に対応するために不可欠である。RRSは,労働時間の適正管理,病状増悪時の対応の効率化,そして労働環境の改善と意識改革において,非常に有効な手段となり得る。これにより,医師の働き方改革の目標である「働きやすく,働きがいのある医療現場」の実現に大きく貢献することが期待される。RRSの導入と活用が進むことで,医師の過労を防止し,医療の質を向上させるとともに,持続可能な医療体制の構築に寄与できる(図1)[4]。

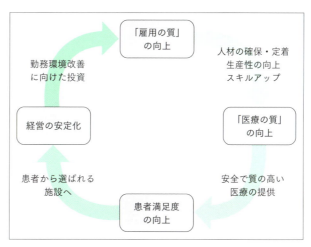

図1　医療勤務環境改善による好循環
出典:厚生労働省ホームページ《https://www.mhlw.go.jp/file/06-Seisakujouhou-10800000-Iseikyoku/g_cycle.pdf》より抜粋

文　献

1. 鶴田憲一．医師の過重労働とその背景並びに医療体制に及ぼす影響．産業医レビュー 2007；20：113-34.
2. 厚生労働省医政局医事課医師等働き方改革推進室．令和3年度 第1回医療政策研修会及び地域医療構想アドバイザー会議：医師の働き方改革について．《https://www.mhlw.go.jp/content/10800000/000818136.pdf》（2024年7月3日閲覧）
3. Agency for Healthcare Research and Quality．TeamSTEPPS®.《https://www.ahrq.gov/teamstepps-program/index.html》（2024年7月3日閲覧）
4. 厚生労働省．医療勤務環境改善の意義.《https://www.mhlw.go.jp/file/06-Seisakujouhou-10800000-Iseikyoku/g_cycle.pdf》（2024年7月3日閲覧）

安宅 一晃

医療安全文化を 醸成する RRS

ポイント
- 多職種が参加するRRS は，スタッフ間のコミュニケーションを促進する。
- 対応チームの病棟ラウンドは，病棟スタッフ間の協働を促進する。
- 対応チームスタッフの医療安全への関与は，インシデントの分析に新たな視点をもたらす。
- 医師，看護師それぞれの強みを活かした対応チームの構築は，双方の負担軽減につながる。
- 対応チームスタッフの教育活動への参加は，急変患者への対応能力の底上げにつながる。
- RRS の日々の活動は協働，分析，学習といった取り組みを促すが，これは医療安全の向上にも重要な要素であり，医療安全文化として組織に根付いていく。

▶ RRS が多職種で構成される意義

RRS の対応チームは，医師と看護師から構成されることが多い。RRS では，重症化する前にその徴候をとらえ，早期に対応することで転帰の改善をはかるが，コードブルーなどで招集される心停止に対応しなくてはならない状況とは大きく異なっている。コードブルーでは，心肺蘇生という明確な目標に向かって集まったスタッフが即席チームを構成し診療を行う。コードブルーでは，ガイドラインも整備され，日頃からシミュレーション教育なども実施している。それに対し，RRS の場合，起動を受けてベッドサイドに赴いても情報は非常に少なく，患者状態の把握が困難な場合が多い。

このような場面では，対応チームの看護師は，病棟看護師からの情報収集に大きな力を発揮できる。そのため対応チームの看護師は，RRS を起動した病棟の看護師から，患者のこれまでの経過や現在の状況を聴取し，素早く情報をまとめる能力が必要である。これらの収集した情報は，患者を直接診療する対応チームのスムーズな治療方針の決定に役立つ。

対応チームの医師は，看護師からの情報提供や必要な物品の準備など支援を受けながら，患者の診察を行い，どのような治療が必要か判断していく。治療方針の決定には，主治医との協議も必要であり，対応チームの医師が主体となって主

治医とコミュニケーションをとることが多い。

　このように，RRS は多くのスタッフとのハブとなる活動を行っており，多職種間の円滑なコミュニケーションの促進に大きく貢献する[1]。対応チームの看護師と医師の協働が患者転帰の向上をもたらすことも報告されている[2]。

　また，RRS は，理想的には毎日，日中も夜間も対応できることが望ましいが，そのためには非常に多くの人的資源を必要とする。RRS を担当する医師の所属する診療科は，施設によってさまざまであると考えられるが，集中治療科をはじめ，救急科や麻酔科などの協力も得ておくと，負担も軽減でき，診療能力にも幅広い視点が加わる。

▶ RRS が平常時から病棟ラウンドを行う意義

　横浜市立大学附属市民総合医療センター（以下，当院）では，平日の日中は，対応チームの看護師が病棟をラウンドし，病状が増悪している患者がいないか積極的に情報収集を行っている[*1]。収集した情報は，対応チームの医師とも共有され，必要と認められれば起動前から介入することもある。RRS は，導入期には認知されていなかったり，反対意見などでなかなか起動件数が増加しないといった困難に直面することもあるが，RRS を普及するという意味でも，導入早期から平常時のラウンドを実施することは意義が大きい。対応チームの看護師が病棟をラウンドすると，RRS の起動とは関係のない困りごとの相談などを受けることもあり，そのような会話から，RRS を起動する心理的な抵抗が少しずつなくなっていくことはよく経験される。また，当院では，RRS 起動基準に「患者についてなんとなく不安を感じる時」という基準も加えてあり，そうすることでより相談しやすい雰囲気をつくっている。

▶ RRS が医療安全管理部門と協働する意義

　当院では，対応チームの看護師は医療安全管理部門のインシデント分析に積極的に関与している。院内のインシデントは，患者の病状増悪を伴っていることも多く，対応チームのスタッフもすでに関与していることも多い。そのため状況をよく把握しており，医療安全管理部門に対し，対策の立案に役立つフィードバックをもたらしてくれる。当院では，対応チームの看護師が院内の一次救命処置

＊1　病棟での情報収集では，短時間で患者の状態を把握し効果的な治療につなげるという意味で，救急科が日常的に行っている診療に近い能力が求められる。そのため救急科での経験が豊富な指導的立場の看護師が対応チームに参加してくれるような体制を整えることが効果的だと考える。

（BLS）講習の指導者も兼ねており，救急集中治療部門に所属する看護師も多いことから，起動から初期の患者対応に対する呼吸・循環の評価についてのフィードバックや教育を継続して行い，現場スタッフの能力の底上げに貢献している。

▶集中治療医が RRS に参加する意義

RRS は，急変する可能性のある患者を事前に ICU に入室させ治療することで，患者の転帰を改善できる。RRS で診察した患者が重篤な場合，対応チームに集中治療医がいると ICU に入室させて継続した一貫性のある治療を提供できる。また，集中治療医は ICU のベッド状況などを把握しており，対応チームにその情報を提供し，治療方針の決定に貢献できる。このような点で，集中治療医は対応チームのスタッフとして大きな力を発揮できる。また，症例によっては初期の対応次第で ICU 入室を避けられる可能性や，仮に入室しても急変してしまった場合よりもよい状態で，治療を開始できる可能性もあるので，集中治療医にとっても RRS に参加する意義は大きいといえる。

▶ RRS がもたらす教育効果

対応チームのスタッフは，急変を防ぐという活動の性質から，院内の重症患者の状況を，部署を横断して把握することができる。また，多くの場合対応チームのスタッフはコードブルーなどの急変対応にも参加している。前述のように，医療安全管理部門も参加していれば，医療の質の改善に役立つ豊富な情報を蓄積していくことができる。

　心停止などの危機的状況が発生したあとは，振り返り（デブリーフィング）が教育に重要であることは古くから強調されている[3]。当院では，病棟で行われたすべての心肺蘇生を事後検証しフィードバックしている。そのなかで，RRS が起動された症例の振り返りも実施しており，この内容に関してもフィードバックを行っている（メモ 1）。このようなフィードバックの蓄積は，院内のさまざまなスタッフに事例に対して振り返り，学習するきっかけとなる。

　また心肺蘇生の講習でも重要な役割を担っており，教育活動がスタッフの知識・スキルの底上げに貢献している。

···

以上のように RRS は，多職種・部署間のコミュニケーション，スタッフの学習を促す効果が期待される。このような RRS の副次的効果は，多職種・部署の連携推進から入院患者に対するシームレスで質の高い診療・ケアに寄与するなど，院内の医療安全文化の醸成に役割を果たしている。

> **メモ 1**　　　**当院でのフィードバック**
>
> RRS起動症例から得られたフィードバックは，顔のみえる関係で実施することが効果的である。つまり，看護師に対しては日常的に病棟をラウンドしてくれている対応チームの看護師から，直接，病棟で繰り返しフィードバックすることで，自分ごととして受け入れてもらうことができる。
>
> 　医師に対しては，対応チームの医師からフィードバックを行うことになるが，こちらに関しては医療安全管理部門の力を借りて，今後の医療の安全・質を向上するための取り組みの一環として伝えてもらうことが効果的であると考える。

文　献

1. van Staalduinen DJ, van den Bekerom PEA, Groeneveld SM, et al. Relational coordination in value-based health care. Health Care Manage Rev 2023；48：334-41. PMID：37615943
2. Mankidy B, Howard C, Morgan CK, et al. Reduction of in-hospital cardiac arrest with sequential deployment of rapid response team and medical emergency team to the emergency department and acute care wards. PLoS One 2020；15：e0241816. PMID：33259488
3. Conoscenti E, Martucci G, Piazza M, et al. Post-crisis debriefing：a tool for improving quality in the medical emergency team system. Intensive Crit Care Nurs 2021；63：102977. PMID：33358133

佐藤　仁・中村　京太

患者中心の医療を推進する RRS

ポイント
- 世界的にも患者・患者家族と医療従事者が双方向の情報共有を行い，協働で意思決定を行うモデルが重要視されている。
- RRS は部署と診療科・専門チームをつなぐことで，多職種・部署の協働を促し，患者に対する統合されたケアの継続を可能にする。
- 患者・患者家族，介護者などが患者の状態が心配な場合に，迅速に critical care outreach team（CCOT）による評価を受けられるという RRS の新しいかたちも普及する可能性がある。

▶患者中心の医療

患者中心の医療について，その定義は明確には存在しないが，一般的には患者の価値観を尊重した医療と解釈されている。世界的には，
・医療システムのミッションと価値観が患者の目標と一致している
・ケアは協力的，協調的で利用しやすい
・身体的な快適さと精神的な幸福を最優先する
・患者・患者家族の視点を尊重し，大切にする
・患者・患者家族が常に意思決定に加わる
・ケアの場面において患者家族を歓迎する
・完全な透明性を確保し，迅速な情報提供を行う
ことが患者中心のケアの要素とされる。治療方針のみならず，心理面のサポートも含めて，多職種・部署が協働し，統合されたケアを継続することが求められる。

　患者中心の医療の考え方は，患者・患者家族の満足度が上昇するように，医療従事者が一方向で医療サービスを行うことではない。患者中心の医療を推進することは，患者・患者家族が，従来の受動的に医療従事者の指示に従うことから，専門チームに能動的に参画する「チームメンバー」に変化することを意味している[1]。

▶患者・患者家族の参画

世界保健機関（WHO）が示している"Global patient safety action plan 2021-2030"では，その行動計画の指針となる7原則の最初に「患者と患者家族を安全なケアのパートナーとして参画させる」と記し，行動の枠組における戦略目標4として「患者および患者家族の参画」を挙げている[2]。すなわち，患者・患者家族が医療に参画することで，より積極的に医療を受けることが可能になるのと併せて，医療従事者にとっても患者・患者家族のニーズをより把握することが可能となり，結果として医療への満足度も上昇するという考え方である。

さまざまなタイミングで訪れる患者の意思決定の場面において，患者・患者家族と医療従事者が双方向の情報共有を行い，協働で意思決定を行うモデルの重要性が強調されている。

▶RRSにおける患者・患者家族の参画

RRSによって，入院患者における院内心停止をはじめとする重大な有害事象の予防を組織横断的に実施することができるが，患者中心の医療を推進するという視点においても，役割を果たしている。

患者中心の医療推進の具体例として，①対応チームが橋渡し役となって診療科やチームをつなげ統合的ケアを可能にする場面，②コードステータスの決定などにおける患者の意思決定支援，③患者・患者家族によるRRS起動などが挙げられる。

①境界を超えたつながりを促す
boundary spannerとしてのRRS

各診療科や専門チームが，その専門性を高めることは医療の質向上に重要である。その一方で高い専門性は部署間の境界を明確にし，組織の縦割り構造をまねくリスクをもつ。部署やチーム間に壁が存在すると，風通しが悪くなり，連携に難渋する。

RRSの4要素の1つである対応要素において，起動に対応するチームには，緊急事態に対応する専門チーム（心停止対応チーム，脳卒中対応チームなど）と連携することが求められている[3]。院内にはさまざまな診療科や専門チームが存在するが，医療従事者にとって，日常診療で連携する機会が少ない診療科や専門チームの特徴については必ずしも熟知しているわけではない。例えば，重症患者をケアすることが少ない部署において，患者の病状増悪が疑われたときに，コン

サルテーションをする適切な診療科や専門チームを選別し，連絡することは容易ではない。施設全体を俯瞰するならば，せっかく持ち合わせている専門性の高い診療科やチームといった資源を，適切に動員できないことになる。

RRS の対応チームは，組織横断的に対応し，専門チームとの橋渡しをする boundary spanner としての役割をしばしば担う。RRS は部署と診療科・専門チームをつなぐことで，患者中心の医療に求められている多職種・部署の協働を促し，患者に対する統合されたケアを継続することを可能にしている。

②対応チームによる意思決定支援

RRS 起動症例において，蘇生に関する方針決定の文書が明確に記録されているとはかぎらない。対応チームは，このような不安定な患者にたびたび遭遇し，病状増悪が可逆的なのか，それとも不可逆的で終末期なのかを判断する必要がある[4]。一方で，コードステータスを変更する際は，対応チームが単独でかかわるよりも，RRS 起動時に主治医チームが関与することで容易になる傾向があるとする報告[5]や，以前接触したことのない医師からの do-not-attempt-resuscitation（DNAR）の提案は，患者にとってもっとも好ましくないという報告[6]もある。主治医や病棟などの専門チームは，対応チームと連携し，患者の症状軽減，患者家族のニーズにも配慮しながら，患者の希望をふまえた治療に関する意思決定支援をすることになる。

③患者・患者家族による RRS 起動

患者・患者家族による RRS 起動についての研究は限定されているが，小児病院の研究では，患者家族による起動の 50% 以上は医療従事者によっても起動されるべきバイタルサインであり，ほとんどのケースで何かしらの介入が必要で，全体の 25% が ICU 入室となったとする報告がある[4]。

Martha's rule

英国の国民保健サービス（NHS）は，2024 年 4 月から Martha's rule を段階的に導入し拡大することを公表した。

Martha's rule とは，交通外傷で入院中の Martha の病状増悪に対する患者家族の心配に対して，施設が早期に応えられず結果として敗血症で亡くなった事例を教訓とし，患者家族の懸念に対して早期にセカンドオピニオンを得ることができる体制をつくるというものである。医療従事者のみならず，患者・患者家族，介護者は，患者の状態が心配な場合，24 時間体制で critical care outreach team（CCOT）による迅速な評価を受けることができる[7]。

このような体制は，患者・患者家族が起動する RRS の 1 つのかたちとして，今後普及する可能性がある。

文　献

1. New England Journal of Medicine Catalyst. What is patient-centered care？：explore the definition, benefits, and examples of patient-centered care. How does patient-centered care translate to new delivery models? 2017 年 1 月．《https://catalyst.nejm.org/doi/full/10.1056/CAT.17.0559》（2024 年 5 月 7 日閲覧）
2. World Health Organization. Global patient safety action plan 2021-2030：towards eliminating avoidable harm in health care.《https://iris.who.int/bitstream/handle/10665/343477/9789240032705-eng.pdf?sequence=1》（2024 年 5 月 29 日閲覧）
3. Devita MA, Bellomo R, Hillman K et al. Findings of the first consensus conference on medical emergency teams. Crit Care Med 2006；34：2463-78. PMID：16878033
4. Lyons PG, Edelson DP, Churpek MM. Rapid response system. Resuscitation 2018；128：191-7. PMID：29777740
5. O'Horo JC, Sevilla Berrios RA, Elmer JL, et al. The role of the primary care team in the rapid response system. J Crit Care 2015；30：353-7. PMID：25466318
6. Pentz RD, Lenzi R, Holmes F, et al. Discussion of the do-not-resuscitate order：a pilot study of perceptions of patients with refractory cancer. Support Care Cancer 2002；10：573-8. PMID：12436216
7. National Health Service in England. Martha's Rule.《https://www.england.nhs.uk/patient-safety/marthas-rule/》（2024 年 5 月 7 日閲覧）

中村　京太

Part 2

押さえておくべき
ポイントと項目を考える

概 論：
RRS の 4 要素と概略

▶ RRS の定義と指針

国際 RRS 学会（iSRRS）による 2014 年の RRS の定義は「患者に対する有害事象を軽減させるために，迅速な対応を要するバイタルサインの重大な増悪を含む急激な病態変化を覚知して対応する介入手段である」となっている一方，2024年の iSRRS による定義では，「院内で病状増悪のリスクがある患者を積極的に特定し，信頼性が高く，安全で質の高い治療を提供する」となっており[1]，RRS に求められる役割が変化してきている。

また日本集中治療医学会 RRS 運用指針ワーキンググループが，2024 年にRapid Response System 運用指針（以下，RRS 運用指針）を公開している[2]。この指針は 20 項目から成り立ち，組織体制，運用面にも言及している（表 1）。日本集中治療医学会が RRS 運用指針を提示したことで，急性期充実体制加算だけ

表 1　日本集中治療医学会 RRS 運用指針

組織体制（7 推奨文）		RRS の運用（13 推奨文）	
A．管理責任体制	責任者の配置 委員会の設置 医療安全上の位置付け	A．指揮調整要素	システムの実装と継続 スタッフ教育・トレーニング
B．要請などの整備	運営委員会要綱 運営マニュアル	B．起動要素	起動基準 観察 起動促進
C．院内診療連携	診療科 メディカルスタッフ	C．対応要素	チーム構成（人） チームのスタイル 要請に対するチームの対応 資機材 専門チームとの連携
		D．システム改善要素	データの収集と分析 事例の検討と振り返り フィードバック

ではなく，今後は日本医療機能評価機構の審査でもこの指針が参考にされることが予想される。

RRS に求められる 4 要素の概略の説明と併せて，本 Part の概論について述べる。

▶ RRS の 4 要素

RRS を継続的に運用するうえで，図 1 に示す 4 要素が重要な鍵を握っている。この 4 要素のどれか 1 つでも機能しないと，RRS を院内に定着をさせることは難しい。具体的には，①指揮調整要素（管理面からの視点），②起動要素（求心性視点，気づき・起動），③対応要素（遠心性視点，対応チーム），④システム改善要素（データ収集・評価と改善の視点）から構成されている

①指揮調整要素（管理面からの視点，4 要素の D）

RRS を導入するためにも組織体制の構築やスタッフへの教育，物品の整備が必要となる。そのためにもリーダーシップを発揮し RRS を院内で牽引していく役割が必要である。

　RRS 運用指針はまず，組織体制や教育体制といった管理面から説明している。組織体制としては，組織図から考える必要があり，RRS 運営委員会を組織図のどこで運用するかは，RRS の活動をしていくうえで重要になる。救急科や集中治療科が単独で運用する RRS は，特定の科の活動としてとらえられてしまうことがあり，RRS の活動をするうえで院内でのコンセンサスが得られにくい。施

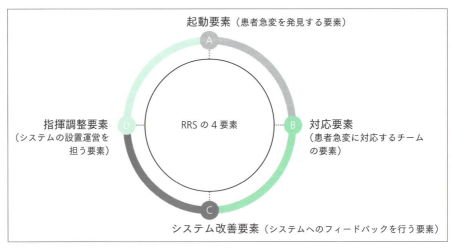

図 1　RRS の 4 要素

設全体として RRS に取り組んでいることが目にみえるようにしなければならない。急性期充実体制加算では 24 時間 365 日体制の運用が算定要件となっているため，人的資源の支援なくして維持していくことは難しくなる。ただ，診療報酬の追い風があり，管理部門からのサポートは，比較的得られやすくなっている。それでは，どのような組織図を構築すればいいのであろうか。詳しくは**「RRS 運営委員会の役割」**の章で解説をする。

　急性期充実体制加算では，運営委員会の開催と運営マニュアルの作成が算定要件となっている。運営マニュアルに関しても，RRS 運用指針にも概略は説明されているが，具体的な運用に関しては説明されていない。参考となる運営マニュアルについて**「運営マニュアルの作成」**の章で紹介する。

②起動要素（求心性視点，気づき・起動，４要素の A）

病棟スタッフからの起動がないと，そもそも RRS はシステムとして機能しない。そのためにも病棟スタッフには患者の病状増悪に気づき，あらかじめ定めた起動基準に従って，対応チームを起動することが求められる。

　しかし各施設で人的資源や RRS の運用形態が異なっており，どのような対応チームがいいのか，そして，起動基準もシングルパラメーター，マルチパラメーター〔早期警告スコア Early Warning Score（EWS）など〕のどれを選択するか検討しなくてはならない。起動基準は自施設に合わせて設定する必要があり，**「起動基準：track and trigger の方法」**の章が参考となる。

　RRS の起動件数が伸び悩んでいる施設が多くあろうかと思われる。気づきと起動は，RRS の文化を醸成していく必要があり，数年の歳月を要することになる。RRS の起動件数が伸び悩んでいる原因には，対応チームと主治医との関係性による起動への躊躇，看護師のバイタルサインの測定（特に夜間帯）や患者観察ができていないなどがある。多くの施設では呼吸回数などが測定されていないことが報告されている。日本では，バイタルサイン測定の頻度について議論されることが今までなかったが，国際的に使用されている英国の EWS である National Early Warning Score（NEWS）では，スコアによるバイタルサイン測定の頻度などの推奨がなされている（表 2）[3]。

　そして 24 時間常に患者のケアをしている看護師にいかに早期に患者の病状増悪に気づいてもらい，RRS の起動につなげるかも課題である。そのためにも院内教育が大切であり，**「RRS の院内への教育と定着」**の章が参考となる。

　また起動方法も RRS 専用の PHS で行うか，院内放送で行うかなど施設の設備や文化によって異なるため，**「起動方法とその周知方法」**の章で解説する。

表2 National Early Warning Score（NEWS）使用時のバイタルサイン測定頻度

NEWS スコア	バイタルサイン測定頻度
0 点	バイタルサインの 12 時間ごとの確認
合計 1〜4 点	バイタルサインの 4〜6 時間ごとの確認 看護師による対応
合計 5 点以上または 1 項目で 3 点	バイタルサインの 1 時間ごとの確認 できるだけ早期の医師診察 急性期患者評価に長けたスタッフによる対応
合計 7 点以上	バイタルサインの 15 分ごとの確認 直ちに医師診察 集中治療と気道管理に長けたスタッフによる対応

③対応要素（遠心性視点，対応チーム，4 要素の B）

病棟スタッフから起動を受けた場合に，現場に急行しチームで重症患者への対応にあたる。そのためにも重症患者の管理が行えるスタッフでチームを構成する必要がある。

RRS の対応チームには，①medical emergency team（MET），②rapid response team（RRT），③critical care outreach team（CCOT）の 3 形態がある。MET は，主に集中治療に精通している救急医・集中治療医もしくは麻酔科医からなる**医師主導のチーム**，RRT は**看護師や理学療法士主導のチーム**，CCOT は**病棟ラウンド，ICU 退室後のフォローなどを担っているチーム**である。詳しくは**「対応チームの構成」**の章で解説する。

各チームにどのような期待がされているか，運営マニュアルなどに明確に示しておくべきである。各チームは急変患者の対応におけるしっかりとしたトレーニングを受ける必要がある。ノンテクニカルスキルといわれるリーダーシップ，チームワーク，コミュニケーション，状況認識，意思決定などの教育もしておく[*1]。

院内死亡率が高く，人手不足の時間帯となる夜間の対応チームをどのように運営していくかも大きな課題となっており，**「運用時間および対象病棟」**の章で解説する。

また実際に急変患者を対応するにあたり，事前に物品を準備しておくことは不可欠である。参考となる物品について**「必要な物品の確認」**の章で解説する。

[*1]　厚生労働省から現在認定されているコースとして，①日本集中治療医学会の「Rapid Response System 出動スタッフ養成コース」，②医療安全全国安全共同行動の「RRS セミナー〜急変時の迅速対応と RRS〜」，③米国集中治療医学会（SCCM）の「Fundamental Critical Care Support（FCCS）コース」，④日本内科学会認定の「JMECC（日本内科学会認定内科救急・ICLS 講習会）〜RRS 対応コース」の 4 つがある。

④システム改善要素（データ収集・評価と改善の視点，4要素のC）

RRSの効果を高めるためにも，発生した事例に対して継続的に振り返り（デブリーフィング），システムを改善していく必要がある。そのためにもデータの収集や分析が欠かせない。

2014年よりRRS/院内心停止のオンラインレジストリの運用が開始され，現在は日本集中治療医学会が運用している。2024年4月時点で73施設が参加しており，17000件を超える症例登録がある。レジストリに参加することで，自施設のデータが記録として保管され，そして，他施設との比較された情報が，定期的にRRS Newsとして報告される。このデータを，急性期充実体制加算の算定要件にある年2回の院内講習に用いることで，効率的なデータ管理とフィードバックができる。実際にレジストリに参加している施設から，データ収集や管理をどのようにされているか**「起動時の記録記載およびデータ収集」「レジストリ参加の考慮」**の章で説明してもらう。また，今後どのような項目がアウトカムとなるかに関しても，国際的な動向をとらえながら，**「測定すべきアウトカム指標」**の章で説明する。

…

以上，本PartではRRSの4要素を中心にRRS運用指針に準拠して解説している。この指針のみでは説明されていない領域について実際にイメージがつくような具体例を紹介し，各施設でRRS導入を推進できる流れとしている。

文　献

1. International Society for Rapid Response Systems. About Us.《https://www.rapidresponsesystems.org/about》（2024年8月15日閲覧）
2. 日本集中治療医学会　RRS運用指針ワーキンググループ．Rapid Response System運用指針．2024年1月．《https://www.jsicm.org/news/upload/pub_com_RRS_JSICM_20240127.pdf》（2024年9月5日閲覧）
3. Royal College of Physicians. Royal College of Physicians（2017）National Early Warning Score（NEWS）2：standardising the assessment of acute-illness severity in the NHS. 2017年12月．《https://www.rcp.ac.uk/improving-care/resources/national-early-warning-score-news-2/》（2024年7月22日閲覧）

藤谷　茂樹

> **ストラクチャー**

RRS 運営委員会の役割

ポイント
- RRS 運営委員会の役割は医療安全と院内救急体制の質改善である。
- RRS 運営委員会は医療安全管理部門との連携が必須である。
- RRS 運営委員会のスタッフには，病院管理者を含めるとよい。
- RRS は医療安全のコアなシステムであることから，組織横断的にある程度の権限が与えられるようなシステムを組むことが望ましい。
- RRS 運営委員会の開催頻度は月単位でデータを解析することから最低でも月に 1 回がいいだろう。

Q RRS 運営委員会の役割とは何か？

RRS 運営委員会は医療安全と院内救急体制の質改善に大きな役割を担っている[1]。RRS の文化を院内に根付かせるためにも，起動データを集計し，それらを振り返り（デブリーフィング），院内にフィードバックするという業務が必要である。RRS の対応チームのスタッフは医師や看護師がメインであることが多いが，それらの業務も対応チームが担うと業務過多になり，持続可能なシステムとはなりづらい。そのため診療科や職種を超えた組織運営が求められる。また，施設の正式な委員会とすることで，組織的に機能することを目指していることを院内にアピールする働きも期待できる。そのために RRS 運営委員会の設置が必要不可欠となっている。

Q RRS 運営委員会の具体的な業務は何か？

RRS 運営委員会は RRS の 4 要素のうち，①システムの改善・フィードバックを行うシステム改善要素と，②システムの設置運営を行う指揮調整要素の 2 つを担う部署となる。

システム改善要素に関する業務

システム改善要素に関しての業務として,
・起動症例の記録管理
・活動内容の確認と振り返り
・データの集計
・集計結果をもとにした効果の提示
などが挙げられる。問題症例を集約化することで RRS の課題を可視化できる。

データの重要性

院内に RRS の重要性を理解してもらうためにデータの提示が重要であり,具体的な数字を示すことで施設全体に普及させやすくなる。また,データにもとづく問題点を提示することで,スタッフへのフィードバックがより浸透しやすくなり,改善につながることが期待できる。RRS が成熟したシステムとして効果を発揮するには 1000 入院あたり 25 件程度の起動件数が必要であるため,データを通じて RRS の起動件数を増加させる動きが求められる[2]。

■アウトカム指標設定

RRS の効果を分析する際にアウトカム指標の設定が必要となる。よく用いられている指標として院内心停止,ICU 予定外入室,院内死亡率が挙げられる[3]。また独自の指標を設定する施設もあり,RRS 起動件数の推移,急変を未然に防げた件数,看護師の行動変容をモニタリングしている施設もある[4,5],[*1]。

指揮調整要素に関する業務

指揮調整要素の業務としては,
・年間の活動目標の設定
・運営マニュアルの作成
・院内でのコンフリクトの解消
・医療情報システムの調整
・医療事故などのシステムの問題点の分析
・シミュレーション教育の開催
などがある。これらに加え,コードブルー起動症例かどうかにかかわらず,心肺蘇生をされた患者の診療録から防ぎ得た心停止または死亡かどうかの判定を委員会として行う[6]。

＊1　アウトカム指標については「測定すべきアウトカム指標」の章を参照。

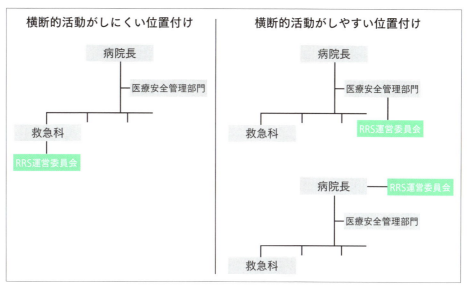

図1　RRS運営委員会の適切な位置付け

Q RRS運営委員会を組織図のどこに位置付けるか？

RRSは医療安全に直結するため医療安全管理部門との連携が必須である。また院内の組織図の位置付けとして，組織横断的に動けるように配置することが重要となる。例えば医療安全管理部門の下部組織としてRRS運営委員会を配置している施設もあれば，病院長直轄の組織としている施設もある[7]。主にかかわることになる集中治療科や救急科の活動の1つとしてRRS運営委員会を配置すると，組織横断的な活動がしにくくなることがある（図1）。

Q RRS運営委員会はどのようなメンバーで構成するとよいか？

特定の部署のスタッフで構成されると対立軸が生まれやすいため，組織横断的なポジションをとりやすい職種で構成することが望まれる。とりわけRRSを施設全体の医療安全システムであることを認識してもらうために，病院管理者のサポートが必要である。病院管理者がチームにいると，組織横断的な活動をするうえで生じるコンフリクトを解消できたり，組織横断的な調整が必要な場面において意思決定が迅速化することが期待できる。また施設全体で院内急変に立ち向かう姿勢を明確にする効果も期待できる。

コアスタッフ

コアスタッフとなるのは，
- 病院管理者（またはそれに準ずる者，多くの施設で救急科や集中治療科の責任者）
- 対応チームのスタッフ
- 医療安全管理者

といった職種である。特に医療安全管理者は，院内心停止・死亡患者のリストアップや検証，施設全体への定期的な報告やフィードバックなどで重要な役割を果たしてくれる。

病院管理者はRRS運営委員会を開催し，会議の際にファシリテーターを務め，決定された事項を院内に通達するという役割がある。

対応チームのスタッフはRRSのデータや対応時のトラブル報告，よりよいシステムにするための提言を行う。

コアスタッフ以外

コアスタッフ以外はRRSの4要素に準じた職種を起用するとよいだろう。すなわち起動側を担当する病棟のスタッフ，患者を受け入れる集中治療科のスタッフなどが望ましい。議事録作成やデータの集計などを担う事務スタッフなどがいてくれるとより円滑になるが，組織が大きくなると判断・行動が遅くなることも把握しておく必要がある（図2）。

上記で述べたスタッフの役割を表1にまとめる。

既存の組織文化やそれぞれの施設の歴史などによって組織づくりの方法に多様性が出てくる。トップダウンで強制的にスタッフを集める施設もあれば，救急科

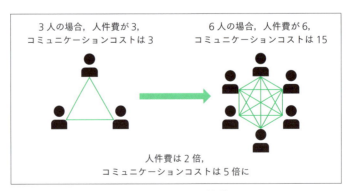

図2 スタッフの増加にかかわる人件費とコミュニケーションコスト

表1　RRS 運営委員会の各スタッフの役割

	スタッフ	役割
コアスタッフ	病院管理者（またはそれに準ずる者，多くの施設で救急科や集中治療科の責任者）	委員会を開催する 会議のファシリテーションを行う 議事録を院内のスタッフに通達する ほかの委員会との業務を調整する
	対応チームのスタッフ	RRS のデータを報告する 活動時に生じたトラブルを報告する 最前線で対応している身として，よりよいシステムにするために提言を行う
	医療安全管理者	防ぎ得た心停止，防ぎ得た死亡例について検証する 施設全体への定期的な報告やフィードバックを行う
コアスタッフ以外	病棟のスタッフ 患者を受け入れる集中治療科のスタッフ	いかにして病状増悪に気づき，RRS を適切に起動させるかについて意見する 委員会での決定事項を病棟で周知させる
	事務スタッフ	コアスタッフから指揮のうえ，RRS 起動症例，問題症例，システム上の課題などを記録から抽出し，その日の委員会の議題などを決めておく 参加者の出欠確認を行う 議事録を作成する

や集中治療科主体でスタッフを構成する施設もあるかもしれない。いずれにせよ委員会のスタッフは院内に RRS を推進するという強いリーダーシップが必要である。

Q RRS 運営委員会に必要な権限にはどのようなものがあるか？

病院管理者クラスの権限があれば，各部署との連絡がとりやすくなり，必要な決定や交渉においても有利に立ち回れる。RRS 運営委員会は各部署のシステムを変更したり改善させるための通達をしたりすることも求められるため，ある程度強い権限が必要となる[8]。しかし，権限があるだけでは RRS の文化は必ずしも醸成しない。RRS 運営委員会に参加するスタッフが強い思いで施設の文化を本気で変えようというコミットメントがあって初めて，施設の文化が変わると筆者は考えている。そのため必ずしも病院長，副院長クラスが委員会に参加する必要はなく，医療安全システムとして RRS を本気でよくしていくんだ，という強い覚悟があることが必要条件であると考える。

Q RRS運営委員会はどの程度開催すればよいのか？

RRSのデータ解析を月単位で行っている文献も複数認められていることから，開催頻度は月に1回程度としている施設が多い[9]。例えば筆者の所属する熊本赤十字病院でも，月に1回開催するようにしている。アウトカム指標として院内心停止症例，RRS起動症例，予期せぬ死亡，ICU予定外入室例を検証している。そのなかで起動件数を増やすための試みやトラブルの内容などを共有している。参加者は前述したコアスタッフの他，医師，看護師，事務スタッフ，薬剤師，臨床検査技師，理学療法士などが会議の内容によって参加している。適切な職種，参加人数は施設の規模や性格によって異なるので，これは一例としてとらえていただきたい。

RRS起動件数が多い施設であれば，個別のデータの集計に時間がかかったり委員会での議論が長くなる可能性があるため，月に2回程度に開催数を増やすことも検討され得るだろう。

文 献

1. Devita MA, Bellomo R, Hillman K, et al. Findings of the first consensus conference on medical emergency teams. Crit Care Med 2006；34：2463-78. PMID：16878033
2. Jones D, Bellomo R, DeVita MA. Effectiveness of the medical emergency team：the importance of dose. Crit Care 2009；13：313. PMID：19825203
3. Hillman K, Chen J, Cretikos M, et al. Introduction of the medical emergency team（MET）system：a cluster‐randomised controlled trial. Lancet 2005；365：2091-7. PMID：15964445
4. 川口なぎさ，笠原聡子，江原一雅．院内迅速対応システムの拡充と患者急変に対する病棟看護師の行動との関連．日臨救急医会誌 2021；24：496-504.
5. 藤原紳祐，小野原貴之，河上ひとみ．中規模病院の定期的なプロアクティブラウンドによるRRSの試み．日臨救急医会誌 2018；21：6-11.
6. Australian Commission on Safety and Quality in Health Care. National consensus statement：essential elements for recognising and responding to acute physiological deterioration, Second Edition. 2017年1月.《https://www.safetyandquality.gov.au/sites/default/files/migrated/National-Consensus-Statement-clinical-deterioration_2017.pdf》（2024年5月27日閲覧）
7. 児玉貴光．聖マリアンナ医科大学病院におけるRapid Response System導入の軌跡．蘇生 2016；35：1-5.
8. 児玉貴光．RRSの構成メンバーとトレーニング方法について．LiSA 2011；18：304-9.
9. Buist MD, Moore GE, Bernard SA, et al. Effects of a medical emergency team on reduction of incidence of and mortality from unexpected cardiac arrests in hospital：preliminary study. BMJ 2002；324：387-90. PMID：11850367

飯尾 純一郎

> ストラクチャー

対応チームの構成

ポイント
- 対応チームは medical emergency team（MET），rapid response team（RRT），critical care outreach team（CCOT）の3形態が定義されている。METおよびRRTは現場からの起動または自動 track and trigger システムにより，現場に急行し初期対応を行うチームであり，CCOTは現場からの起動なしにラウンドし，リスクのある患者を早期発見し，対応するチームである。
- 対応チームの最適な構成はいまだ不明であり，施設の環境や人的資源，求められる役割に応じて最適化される必要がある。
- 診療看護師（NP），研修医，主治医チームを中心メンバーとした対応チームの有効性を示す報告があり，特定の環境下で成果を挙げられる可能性がある。

Q 対応チームには何があるか？

medical emergency team（MET），rapid response team（RRT），critical care outreach team（CCOT）の3形態

過去には対応チームの用語は統一されておらず，混乱をまねいていたが，2005年の International Conference on Medical Emergency Team（ICMET）において，MET，RRT，CCOTの3形態が定義された[1]。

日本では，2017年に日本集中治療医学会/日本臨床救急医学会 Rapid Response System 合同委員会が，対応チームの名称について MET，RRT，CCOTの3形態を日本語訳は定めず表1のように定義している[2]。

CCOTは，本来ICUを退室した患者をラウンドするが，現在その業務内容は拡大し，病棟ラウンドにより積極的に高リスク患者を同定し，病状増悪を防ぐ「プロアクティブラウンド」を行う施設もある。

表1　RRS の対応チームに関する用語

用語	略語	定義
medical emergency team	MET	医師を1名以上含み，気管挿管などの二次救命処置をベッドサイドで開始できる能力を備えた対応チーム
rapid response team	RRT	医師を必ずしも含まず，起動された患者を評価し基本的な初期対応を行ったうえで，必要に応じて患者の院内トリアージや医師の緊急招請を行うチーム
critical care outreach team	CCOT	集中ケアの訓練を受けた看護師らが主体となって，ICU 退室患者と何らかの懸念のある入院患者を定期的に訪床して回り，起動基準に抵触する患者を早期発見することを目指した対応チーム

（文献2より引用）

MET と RRT

MET と RRT は，現場からの起動または自動 track and trigger システム[*1]により，現場に急行し初期対応を行うチームである。対応チームの形態やスタッフに関して，診療看護師（NP）主導の RRT の有用性の報告はあるものの[3]，対応チームへの肯定的な結果を示す過去の比較研究のほとんどは MET を対象としている[4]。いずれにしても，クリティカルケア領域の十分な経験と MET 対応の実績があるスタッフがチームに属していること，または，いつでも集中治療医や救急医，麻酔科医などの助言を得られる体制であることが重要だと感じている。

CCOT

CCOT は，"outreach team" の名が示すとおり，現場からの起動なしに何らかの懸念のある患者を定期的にラウンドし，起動基準に抵触する患者を早期発見する。MET や RRT と比べて，CCOT の認知度は低く，イメージがつかない読者もいると思われる。CCOT の業務は施設により異なり，その担い手も医師，認定・専門看護師，特定看護師，NP と多岐にわたる。

　北里大学病院では，RRT が CCOT の役割を担い，ICU 退室後の患者，病棟の高流量鼻カニューレや非侵襲的陽圧換気装着患者，人工呼吸器管理患者，RRS 起動後に病棟でフォローアップとなった患者を対象に，1日1回ラウンドしている[5]。

　奈良県総合医療センター（以下，当院）では，CCOT と MET の2段階方式（two-tier システム）を採用しており，日本光電社のダッシュボードによる modified Early Warning Score（MEWS）[*2] システムを運用し，MEWS にもとづき急変リスクを評価している。高スコア患者を医師と認定看護師などで構成される

[*1]　自動 track and trigger システムについては「起動基準：track and trigger の方法」の章を参照。

CCOT がラウンドし，必要時に MET につないでいる。

■ CCOT の必要性

読者のなかには，わざわざ CCOT でラウンドする必要があるのかと疑問に思われる方もいるだろう。急変は実は「急」ではない[6]ことは周知の事実であろう。では，病状増悪が適切に観察されていれば，急変を防ぐことができるのだろうか。院内心停止患者を検証した報告では，院内心停止患者 150 人のうち 99 人（66％）で 6 時間前に病状増悪が記録されていたが，そのうち 25 人では看護師は異常を医師に報告していなかった。30 人の患者では血液ガス検査が採取されず，採取された患者のうち 8 人は異常値に対する介入がされていなかった。また，32 人は ICU フェローに相談があったが，うち 22 人は ICU 入室前に適切な介入がされず，入室前に心停止していた[7]。つまり，看護師が病状増悪に気づくだけでは不十分で，その後起動し，適切な初期対応をするという救命の連鎖をつなげていく必要がある。CCOT は病状増悪の患者を早期発見し対応できるので，その役割を担っているとも考えられる。

 MET は何科を基本に構成するのがよいか？

集中治療科，救急科，麻酔科が適格か

RRT は，主に救急・集中治療分野の経験がある看護師や呼吸理学療法士などで構成され，CCOT は，救急・集中治療分野の医師や看護師を中心に構成されることが多い。一方，MET はどうだろうか。ほとんどの研究では集中治療医を基本とするチームに焦点を当てているが，最適な MET の構成はいまだ不明であり，各施設の人的資源や環境に応じたスタッフで構成するのが望ましいと考えられる。対応チームに好ましい特性としては，

・24 時間 365 日体制で運用できる
・対象病棟の制限がない
・重症患者に対する初期対応能力がある
・中央診療部と連携できる
・主科との連絡がとりやすい

などの要素が挙げられる[8]。これらの要素を満たすという点や，術後患者の RRS 起動も一定数あることを考慮すると，日本においては集中治療科，救急科，麻酔科などが MET のリーダー候補になると思われる[*3]。

---

*2　MEWS については「起動基準：track and trigger の方法」の章を参照。
*3　小児症例に対しては，小児専門病院であれば小児に特化した救急医や集中治療医がリーダーになることが多いと思われる。専門病院以外では成人患者向けと同じチームで対応するのか，成人患者向けのチームに小児科医を加えるのか，小児症例にかぎっては小児科医主体のチームにするのか，施設ごとによりよいと思われる方法を検討するのがよい。

集中治療科，救急科，麻酔科以外の診療科は適格か

では，それ以外の診療科は MET として不適格なのだろうか。RRS が有効に活用されるためには，1000 入院あたり 25 件程度の起動件数が必要とされており，Howell ら[9] は，現場の確実な起動があれば，患者の通常ケアを行っている主治医などの医療従事者で構成される対応チームであっても効果があることを報告している。この研究では，1000 退院あたり 53 回〔95% 信頼区間（CI）51〜54〕という過去の研究と比較して RRS 起動が多く，全死亡率に有意差はないものの，予期せぬ死亡率は有意に低下している（0.02% vs. 0.09%，$p<0.0001$）。ただしあくまで RRS 導入前後を比較した観察研究であり，クリティカルケア専門スタッフ主導のチームとの直接比較ではない。しかしながら，クリティカルケア専門スタッフがいなくても，病状増悪の早期発見とその後の対応を組織化することで，予期せぬ死亡率が低下した点は注目に値する。さらには，通常ケアを行っている医療従事者が対応チームに含まれているため，看護師が RRS を起動しやすかった可能性がある。

…

以上のように，幅広い診療科の医師が MET リーダーになれる可能性が示唆されているが，対応チームに求められる業務は施設によりさまざまであり，チームに必要とされる要素はそれにより異なるだろう。

MET を構成する際の視点

侵襲的な気道管理が必要と判断された場合に，気道確保困難対応チーム difficult airway response team（DART）や救急医，集中治療医のバックアップがいつでも得られる環境であれば，対応チームには必ずしも高度な気道確保のスキルをもつスタッフは必要ない。簡単な初期対応のみではなく，その後の蘇生処置や，急変の原因となった疾患の鑑別診断まで求められているのであれば，幅広い内科・外科知識や蘇生プロトコルの知識を備えているスタッフが必要である。

　筆者は，バックアップ体制がなく，求められる業務範囲が広い場合には，クリティカルケアの経験が豊富なスタッフが MET を担うことの有用性が大きいように思う。集中治療医や救急医，麻酔科医が不在の施設では，救急または集中治療分野に関与したことがある医師や看護師が中心人物となり得る。その際には一次救命処置 Basic Life Support（BLS），二次救命処置 Advanced Cardiac Life Support（ACLS），Fundamental Critical Care Support（FCCS），Immediate Nursing Assessment Recognition Stabilization（INARS）などの経験があればなお望ましいだろう。

Q 研修医も対応チームに含めてよいか？

日本においては，On-the-Job-Training や人的資源確保目的に研修医が対応チームに参加するシチュエーションも多いが，チームリーダーを担うことは一般的ではないと思われる。

米国で集中治療医とシニアレジデントをリーダーとする MET の効果を後向きに検討した研究[10] では，心停止への移行，ICU への入室，院内死亡率に有意差はなく，シニアレジデントでも集中治療医主導のチームと同等の転帰をたどる可能性が示唆されている。ただし，シニアレジデント主導の MET のスタッフには，クリティカルケアの経験が豊富な蘇生プロトコルに精通した看護師が含まれており，結果はそれに由来している可能性がある。

また，集中治療医主導の MET の効果を単施設後向きに検討した研究[11] では，日勤帯で集中治療医主導で対応した群と，夜間で看護師やレジデント，呼吸療法士主導で対応した群とを比較した。夜間の MET はオンコールの集中治療医に指導を仰ぐことができた。結果，2 群間では，院内死亡率や入院日数で有意差は認めなかった。適切なバックアップ体制があれば，集中治療医主導ではない MET でも一定の効果がある可能性を示唆しているが，そもそも RRS 起動件数が臨床的な効果を得るのに足りていない可能性がある。

筆者の意見として，On-the-Job-Training の場でもある対応チームに研修医を含めることは問題ないが，他にクリティカルケアの経験豊富なスタッフがいないなかで MET を指揮することの安全性には疑問を感じる。現時点では適切な指導下で MET の一員として活動するのが無難である。研修医には Off-the-Job-Training にて ACLS といった基本的な蘇生，チームダイナミクスの考え方，ABCDE による生理学的異常への系統的アプローチ，point-of-care ultrasound（POCUS）などを事前に指導しておくことが望ましいだろう。On-the-Job-Training では，まず上記 Off-the-Job-Training で学んだことを救急外来などで実践してもらい，その後に対応チームの一員として参加してもらう。ある程度経験を積めば，評価に時間制限（10～15 分程度が妥当）を設けたうえで，チームリーダーを任せるのもよいだろう。

Q 主治医チームとどのように連携すべきか？

看護師は医師と比較して，より多くの時間を患者と過ごすため[12]，起動者は多くの場合，看護師となる。主治医チームへの連絡は，起動者の看護師からされる場合もあるが，意識的に対応チームが連絡をとらなければ，主治医チームとの円滑な連携がとれないこともある。

後向きに RRT のカルテレビューをし，主治医チームが RRT 起動に関与することの影響を検討した研究では，RRT 介入時に主治医チームが関与することにより，コードステータスの変更とその受容が容易になる傾向が示されている[13]。また，どのような状況での do-not-attempt-resuscitation（DNAR）指示の提示が好ましいかを 14 人の難治性癌患者へインタビューし，リッカート尺度でランク付けした研究では，主治医による DNAR 指示の話し合いが高得点であり，患者が以前に接触したことのない医師からの提案は最も低い点数であった[14]。このように普段から関係性のある主治医チームが対応チームに関与することで，患者にとってより望ましいかたちでコードステータスについて議論するきっかけをつくり，不必要な介入を避けられる可能性がある。対応チームは主治医チームの代用ではなく，補完的役割を担っているといえるかもしれない。前述したように通常ケアを担う主治医チームが主導する MET の有用性を示唆する報告もあり，後述する NP と同様に院内の RRS 体制を最適化するうえで考慮すべき要素と考えられる。

しかしながら，RRS の文化醸成が十分ではないうちは，主治医制のために起動がされなかったり，病棟看護師が主治医チームと対応チームの間で板挟みとなったりするケースも多いだろう。導入当初は主治医チームの RRS に対する理解を得ることは簡単ではなく，起動件数は少なく，起動されたとしても重症化が進んだ状態（コードブルーに近い状態）で呼ばれることも多いと思われる。これらは一朝一夕に改善されることではなく，"thank you for calling" の気持ちを伝えながら，成功症例を積み重ねていくこと，CCOT のラウンドの際に RRS の理念や活動を共有していくことなどを通じた地道な活動が必要と思う。また，主治医を介さずとも医師以外の医療従事者が直接 RRS 起動をしてもよいという認識を施設全体でつくることも重要であろう。

Q 起動後の役割分担はどのようにすべきか？

対応チームは，スタッフが固定されることもあれば，その場かぎりのスタッフで集まり，経験年数やスキル，親密さにばらつきがあることもある。後者の場合はチームビルディングがより重要となる。対応チームのスタッフは通常，複数の職種から集められ，各スタッフの視点はそれぞれの専門分野によって影響を受けている。チームビルディングを成功させるには合意されたチーム目標と各スタッフの明確な役割分担が重要である。すべての RRS 起動に適応できる総括的な目標の例（表2），および役割の例（表3）を示す。概ね医師がチームリーダーになり，他のスタッフには，病棟看護師，集中治療科や救急科の看護師，研修医，記録係，認定・専門看護師，病棟助手などが含まれる。起動後の対応においてチームの人数や手技に問題がないかぎり，全体を把握し続けるために，チームリーダーは自分自身に特定の臨床業務を割り当てるべきではないとされる[15]。構成す

表2 RRS起動時の対応チーム目標の例

チームが参集し，病棟スタッフから申し送りを受ける
急変時にすばやく対応する
暫定的な診断をつける
生理学的異常に対して初期対応を開始する
治療計画を理解し，病棟スタッフと情報交換する
施設の方針に従って，さらに上級のスタッフに報告する
治療に反応しない，または一般病棟の範囲以上のケアを必要とする患者をより高
　度なケアが可能な場所に搬送する
対応チーム介入の状況を病棟チームや近親者に伝える
カルテにイベントを記載する

（文献15より）

表3 対応チーム起動時の役割の例

チームメンバー	役割
病棟看護師	申し送り バイタルサインを評価 起動のトリガーを伝達 現在の評価をチームに伝達
外回り	薬剤と機器を入手 対応チーム看護師と一緒に薬剤と機器を確認
記録係	バイタルサインを記録 介入内容を記録
主治医	臨床情報を提供 病棟の責任者（師長など）に急変を報告
病棟助手	酸素ボンベの運搬 緊急血液検査を検査室に届ける 患者搬送を補助
対応チーム看護師	モニタリングの開始 評価の補助 クリティカルケアに必要な薬物を入手
対応チーム医師	臨床判断 チームリーダーシップ 高度な手技（気管挿管など） 入室が必要ならICUおよびHCUに連絡

HCU：ハイケアユニット
（文献15より）

るスタッフによっては，患者対応に対応チームの能力を超える知識やスキルを必要とする場合もあり，必要な資源を集めるための計画を事前に合意しておくことが重要である[16]。表4に対応チームに求められる知識とスキルを示す。

表4 対応チームに求められる知識とスキル

システム	知識	スキル
気道	気道評価と解剖学 気道閉塞の徴候 気管挿管および気道確保 さまざま気道確保器具の安全な使用 気管カニューレの管理	下顎挙上および顎先挙上 汎用吸引用カテーテル（ヤンカーサクションチューブなど）を用いた口腔吸引 口腔咽頭エアウェイの挿入 鼻咽頭エアウェイの挿入 気管カニューレの交換 気管挿管
呼吸	低酸素，高二酸化炭素，呼吸困難のある患者の評価 さまざまな酸素供給システムに関する知識	呼吸器系の診察 バッグバルブマスク換気 胸腔ドレナージ 非侵襲的換気の実施
循環	一次救命処置（BLS），二次救命処置（ACLS） 低血圧，不整脈，血管内ボリューム，末梢灌流，高血圧の評価と管理	循環器系の診察 静脈ラインの確保 動脈ラインの確保 動脈血液ガス採血 中心静脈ラインの確保 心肺蘇生の実施 安全な除細動の実施 輸液管理
神経筋	意識レベル，せん妄，局所神経所見，疼痛皮膚分節および筋節の評価	神経診察 腰椎穿刺 硬膜外麻酔の評価 脊髄の感覚・運動レベルの評価 関節診察
消化管	急性腹痛の評価	腹部診察 経鼻胃管の挿入
腎	乏尿，急性腎不全，慢性腎不全患者の評価	尿道カテーテルの挿入
検査	サンプル採取における標準予防策 画像診断のために不安定な患者を搬送することのリスクと利点 MRIの安全原則 検査値異常の鑑別診断	血液検査，病理検査，画像検査結果のベッドサイドでの解釈 不安定な患者を安全に搬送するための準備とモニタリング
処方	広範な医薬品の適応，禁忌，潜在的副作用 急性疾患患者における薬理学的変化	血管作動薬の調整 静脈注射薬の安全な準備と投与 血液製剤の投与

（文献16より）

Q 起動者（病棟看護師）とどのように連携すべきか？

対応チームは，ほとんどの施設では1チームしか運用できず，十分なスタッフがいないであろう。つまり，対応している間，対応チームのスタッフは他の起動や業務にかかわることができない。そのため，チームにとっての優先事項の1

表5 I-SBAR を用いた引き継ぎの一例

	引き継ぎ例
I（Identity） チームの役割・対象とする患者を明確化	「MET の○○です。起動いただきありがとうございます。介入させていただいた患者様について，状況を共有させてください」
S（Situation） 現在の状況，RRS 起動理由の確認	「呼吸回数増加で起動いただきましたが，現在 SaO_2 90% と低下し，PCO_2 70 mmHg と貯留を認め，2 型呼吸不全を呈しています」
B（Background） 患者背景，入院中のこれまでの経過，コードステータス	「患者様は，消化管の手術で入院され，術後急性腎不全となり，体重増加をきたしているようです。担癌患者であり，挿管の希望はないと伺っています」
A（Assessment） MET による評価，MET による治療	「体重増加および後負荷増大に伴う急性左心不全の状態と判断します。NPPV 装着，硝酸薬による後負荷軽減，利尿薬による前負荷軽減を行います」
R（Recommendation） 推奨事項，MET 解散後も継続する計画	「硝酸薬による sBP≦120 mmHg での管理の継続，利尿薬による 1 日あたり－1000～－1500 mL のマイナスバランス管理をお願いします。ABG はフォローいただき，呼吸状態の悪化があれば再度要請をお願いします。また定期的な CCOT によるフォローをしますので，懸念があれば適宜ご相談ください」

ABG：動脈血液ガス，CCOT：critical care outreach team，MET：medical emergency team，NPPV：非侵襲的陽圧換気，PCO_2：二酸化炭素分圧，SaO_2：動脈血酸素飽和度，sBP：収縮期血圧

つは，合理的，すみやかに RRS 起動を解決することである。権限を超えたケアや管理にまで手を出しすぎることは得策ではなく，対応中の患者から注意深く身を引き，通常ケアの専門チームに引き継ぐことが重要とされる[15]。

　一般的に，ほとんどの RRS 起動で対応した患者の方針は次のいずれかになる。

①より高度な医療提供ができる場所に移動する〔ICU やハイケアユニット（HCU）など〕

②現在の医療提供している場所または医療レベルにとどまる（病棟で治療継続・フォローアップ）

③処置や介入のため他の部門や施設に搬送する（内視鏡室への移動，転院搬送など）

　このうち②の場合は，さらなる病状増悪や 2 度目の起動にならないために，慎重な計画と引き継ぎが必要である[15]。引き継ぎのフォーマットとして I-SBAR（表5）を使用するのもよい。対応チームが患者から離れる際には，特に Assessment と Recommendation の引き継ぎが重要となる。

Q NP はどうかかわるのがよいか？

NP（メモ1）[17, 18] は，医療施設や介護施設，訪問看護ステーションなどにおいて医師などと連携をはかりながら診療行為の一部を自律的に実施している[19]。一

> **メモ** ### 診療看護師（NP）とは
>
> NP は，米国の NP 制度をもとに日本で 2008 年より養成が開始された。受験資格は，看護師として 5 年以上の臨床・実務経験があり，①日本の看護系大学院の NP 養成コース修了者または修了予定者，または②海外の NP の免許取得者，となっている。患者の生活の質（QOL）向上のために医師や多職種と連携・協働し，倫理的かつ科学的根拠にもとづき一定レベルの診療を行う看護師であり，医師による包括的指示による特定の処置が可能である[17]。
>
> 日本には 2021 年 4 月の時点で 572 人の有資格者がおり，今後も増加していくと予測されている[18]。

方，米国の ICU の NP（ICU NP）は幅広い役割を担っており，その 1 つとして RRS への参加が挙げられる[20]。日本においても，一部の施設で NP が対応チームのスタッフとして活躍している。

筆者は，NP が対応チームに参加することのメリットとして，院内の人的資源の最適化，多くの場合起動者となる看護師との親和性のよさがあると考えている。

NP 主導の MET

対応チームに参加する医師は，一般的に院内の他の業務も担っている。集中治療医の MET への参加は，その医師の通常の業務に大きな支障をきたすことが知られている[21]。役割の明確なクリティカルケアスタッフの負担を軽減するために，海外の一部の施設では，MET 対応を指揮するために特別にトレーニングされた NP を導入している。

海外では，対応チームに医師がいなくとも，気管挿管などの ACLS ができる NP が配置されており，RRT ではなく MET と表現されることも多い。オーストラリアの ICU において，NP 主導の MET と集中治療科登録医[*4] の MET の効果を後向きに比較した研究では，24 時間以内の MET コールの再発，コードブルーの発生，ICU への入室からなる複合アウトカムは両群間で有意差がなく，NP 主導の MET の有用性を示唆している。解釈に注意すべき点としては，集中治療科登録医主導の MET は，勤務時間外に起動された割合が多いこと，NP は 20 年のクリティカルケア看護経験をもち，7 年以上 MET に参加した経験をもつ RRS の専門家な点である[3]。

---

*4　医学部卒業後に少なくとも 4 年以上の実務経験を有し，そのうち少なくとも 9 か月は指導医のもと集中治療科または救急科で勤務している。重篤な患者の急変の認識とその対応，高度な気道確保，バスキュラーアクセス挿入などに関する正式なトレーニングを受けている。

日本では，愛知医科大学病院において麻酔科や集中治療部での研修を積んだNP が常時 1 名 RRT に配置されており，RRS 活動の要の役割を果たす能力をもち活動している[22] という。独立して対応チームを担うためには，NP としてある程度クリティカルケア領域の研修を積んでいることが必要であろう。また，NP の普及は日本ではいまだ十分とはいえず，主治医と病棟看護師の間で板挟みにならぬよう，適宜 RRS の医師が橋渡しをすることが望ましいだろう。

NP 主導の CCOT

RRT 対応後の患者フォローアップ，毎日のラウンドでの病棟看護師との懸念事項についての話し合いなど，ICU NP の CCOT 活動の効果を検証した研究がある。その結果，生理学的トリガーを満たしていないが，看護師の何らかの懸念によりRRS 起動された割合が増加（43.2% vs. 4.0%，$p < 0.001$）し，ICU 予定外入室率が低い傾向があった（26.3% vs. 37.3%，$p = 0.043$）。ICU NP と病棟看護師との関係が構築され，臨床的に重大な悪化の前に介入できたとしている[23]。

…

このように，MET および CCOT としての NP の有用性を示す報告はあるが，両研究とも経験の豊富な ICU NP が対応しており，かつ集中治療分野の指導医のバックアップを受けられる体制下で活動していることに注意を要する。今後，日本においても ICU NP が対応チームの主軸として成果を上げられるかどうかは，各施設の人的資源によるところが大きいと考える。

Q 対応後のフォローアップはどうすべきか？

フォローアップの方法・対象は，各施設においてさまざまである。ICU 退室患者を全例対象とする場合，特定の患者（人工呼吸器管理がされている患者など）のみ対象とする場合，RRS 対応後に病棟で診療継続となる患者のみ対象とする場合などがある。フォローアップを担うチームも MET，RRT，CCOT，それ以外とさまざまである。例えば，当院では，主に人工呼吸器を装着したまま ICU を退室した患者を必要に応じて集中治療医がフォローアップし，非同調への対応や呼吸器離脱のための調整をしている。

また，バイタルサインの測定頻度も施設によってさまざまであるが，英国のNational Early Warning Score（NEWS）のリスクに応じて測定頻度を変更すること（バイタルサイン測定のエスカレーション）が国際的には推奨されている[24], *5。

---

*5　バイタルサイン測定のエスカレーションについては「概論：RRS の 4 要素と概略」の章の表 2 を参照。

Part 2：押さえておくべきポイントと項目を考える◆ストラクチャー

　これまでの RRS に関する研究の多くは，対応チームの初期対応に焦点を当てており，フォローアップの効果を検証したものは少ない。サウジアラビアの三次医療機関におけるフォローアップを含めたより包括的な MET 対応の効果を検証した前後比較研究では，MET に初期対応のみではなく，すべての ICU 退室患者を 48 時間フォローアップすることを義務付けている。結果，病棟患者の心停止と死亡率，ICU 退室患者の再入室と死亡率を有意に改善している[25]。また，対応チームのスタッフがフォローアップを継続することで，院内の医療安全を保つことができるだけでなく，患者ケア，病棟スタッフの教育や精神面にもよい影響をもたらす可能性がある[15]。

　表 6 にフォローアップ時に患者やスタッフへすべき質問事項，その利点について示した。継続してフォローアップすることで患者をより安定化させ，その患者家族や病棟スタッフを安心させ，患者が病状増悪した際に生じる予定外の業務を軽減できる可能性がある。しかし，人的資源にはかぎりがあり，各施設の現状に合わせてフォローアップにかける時間や医療資源を検討する必要がある。参考までにフォローアップシステムの例を表 7 に示す[15]。

表 6　フォローアップですべき質問事項とその利点

フォローアップの対象	質問事項	考えられる利点
患者・患者家族	症状は改善したか？ 起動されたことについての疑問や不安はあるか？	生理学的な安定や改善を確認する 緊急の介入が及ぼす精神面へのケアをする ケア目標の設定の話題を切り出すのに役立つ
病棟看護師	バイタルサインは改善したか？ 次にどう病状増悪したら起動をするか？ どの程度安定しているか？ ケア目標の設定が専門チーム，患者・患者家族の間で共有できているか？ 患者・患者家族は満足していると感じるか？	生理学的な安定を確認する 患者の病状増悪と起動基準に該当した際の早期認識を促す ケア目標の設定についての認識の相違に早期に気づく 病棟スタッフへの倫理面や教育面のサポートをする
主治医を含めたもとの専門チーム	診断は正確か？ 患者がどのように経過すると思うか？ ケア目標の設定を患者と医療従事者間で合意があるか？ 次回にも起動をかける意義があるか？	病状や疾患を明確にする 予想される臨床経過を明確にする ケア目標の設定を共有する 患者の希望に合わせたケアを計画する 有益でないかもしれない起動を減らす

（文献 15 より）

表7 フォローアップシステムの例

方法	特徴	欠点
ルーチンのフォローアップなし	病棟スタッフのみでフォローアップする	忙しい病棟スタッフだけで患者の病状増悪に気づく必要がある
特定患者のみフォローアップ	対応チームがフォローアップの必要性を判断した患者のみフォローアップする	フォローアップの必要性の判断，介入内容，患者評価がスタッフの力量に依存する
客観的なスコアリングシステムなどを利用してフォローアップ	ダッシュボードを用いて，スコアリングの基準を満たす患者のみフォローアップする	スタッフにフォローアップだけでなくスコアリングシステムにかかわる業務も増やしてしまう
ルーチンのフォローアップ	RRS で対応した全患者をフォローアップする。CCOT によって行われる場合が多い	全患者をフォローするとなるとフォロー専任のスタッフが必要となる

CCOT：critical care outreach team
（文献 15 より）

Q 対応チームによる病棟スタッフへの教育効果はどのようなものか？

海外の過去の報告をみるかぎり，病棟スタッフへの教育は主に CCOT が担っていることが多い。CCOT は通常，クリティカルケア経験が豊富な看護師で構成され，目的の1つに病状増悪した患者を認識し管理するスキルを高めるために，医療従事者に教育支援を提供することが挙げられる。

オーストラリアのシドニーにある 200 床の地方病院の内科病棟と外科病棟に勤務する看護師に MET システムについて調査したアンケート結果では，約 25% が，急変時に関するさらなる教育を望んでおり[26]，現場からの教育のニーズがあることがうかがえる。

CCOT によるラウンドと病棟スタッフへの教育効果を検討した単施設介入研究では，CCOT が介入した病棟では，介入しなかった病棟に比べ院内死亡率が有意に低下している。本研究では CCOT は重症患者のケアに関するトレーニングに加え，注意が必要な患者を特定するための "patient at risk" スコア（表8）の使用について指導している[27]。

日本からの報告では，谷島ら[28] は RRS 対応症例の振り返り（デブリーフィング）を各部署に実施することで，急変事例の初期対応能力が向上することを報告している。このことは，普段は初期対応を行う RRT，MET でも，後日 RRS が起動された部署を対象に事後検証を病棟看護師と行うことで，よりよい RRS 起動につなげることができることを示唆している。RRS の教育効果に関する報告は少ない現状ではあるが，CCOT や症例検討による教育は一定の効果がある可能性がある。

表8 研究で使用された patient at risk スコア

	3点	2点	1点	0点	1点	2点	3点
意識レベル				清明	呼びかけに反応	痛み刺激に反応	反応なし
呼吸回数		≦8		9〜14	15〜20	21〜29	30≦
心拍数		≦40	41〜50	51〜100	101〜110	111〜129	130≦
収縮期血圧	≦70	71〜80	81〜100	101〜199		200≦	
尿量/4 hr	<80	80〜120		120<			

スコアが3点以上でCCOTを起動。
（文献27より）

文　献

1. DeVita MA, Bellomo R, Hillman K, et al. Findings of the first consensus conference on medical emergency teams. Crit Care Med 2006：34：2463-78. PMID：16878033

2. 日本集中治療医学会/日本臨床救急医学会 Rapid Response System 合同委員会，日本集中治療医学会 Rapid Response System 検討委員会．Rapid Response System に関わる用語の日本語訳と定義．日集中医誌 2017；24：355-60.

3. Gupta S, Balachandran M, Bolton G, et al. Comparison of clinical outcomes between nurse practitioner and registrar-led medical emergency teams：a propensity-matched analysis. Crit Care 2021；25：117. PMID：33752731

4. Jones D, Bellomo R, DeVita MA. Effectiveness of the medical emergency team：the importance of dose. Crit Care 2009；13：313. PMID：19825203

5. 西澤義之，大塚智久，黒岩政之．特集 医療チームにおける麻酔科医の役割：院内迅速対応システム（rapid response system：RRS）と麻酔科医．麻酔 2020；69：265-70.

6. Van Voorhis KT, Willis TS. Implementing a pediatric rapid response system to improve quality and patient safety. Pediatr Clin North Am 2009；56：919-33. PMID：19660635

7. Franklin C, Mathew J. Developing strategies to prevent inhospital cardiac arrest：analyzing responses of physicians and nurses in the hours before the event. Crit Care Med 1994；22：244-7. PMID：8306682

8. 児玉貴光，中川雅史，川本英嗣ほか．Rapid Response System による院内救急対応．日臨麻会誌 2013；33：333-42.

9. Howell MD, Ngo L, Folcarelli P, et al. Sustained effectiveness of a primary-team-based rapid response system. Crit Care Med 2012；40：2562-8. PMID：22732285

10. Morris DS, Schweickert W, Holena D, et al. Differences in outcomes between ICU attending and senior resident physician led medical emergency team responses. Resuscitation 2012；83：1434-7. PMID：22841611

11. Karvellas CJ, de Souza IA, Gibney RT, et al. Association between implementation of an intensivist-led medical emergency team and mortality. BMJ Qual Saf 2012；21：152-9. PMID：22190540

12. Butler R, Monsalve M, Thomas GW, et al. Estimating time physicians and other health

care workers spend with patients in an intensive care unit using a sensor network. Am J Med 2018；131：972. e9-15. PMID：29649458

13. O'Horo JC, Sevilla Berrios RA, Elmer JL, et al. The role of the primary care team in the rapid response system. J Crit Care 2015；30：353-7. PMID：25466318

14. Pentz RD, Lenzi R, Holmes F, et al. Discussion of the do-not-resuscitate order：a pilot study of perceptions of patients with refractory cancer. Support Care Cancer 2002；10：573-8. PMID：12436216

15. 集中治療医療安全協議会監修．一般病棟で状態が悪化していく患者の管理：Rapid Response Team のためのガイド．2018 年．《https://www.ihecj.jp/wp-content/uploads/2019/12/Managing-Deteriorating-Patients-1st-ed-2018-1-45en-ja2%E6%A0%A1191210_rev.pdf》（2024 年 6 月 18 日閲覧）

16. Gillon S, Radford S, Chalwin R, et al. Crisis resource management, simulation training and the medical emergency team. Crit Care Resusc 2012；14：227-35. PMID：22963219

17. JADECOM アカデミー NP・NDC 研修センター．診療看護師（NP）とは．《https://jadecom-np.jp/np/outline/》（2024 年 6 月 18 日閲覧）

18. 草間朋子．日本における診療看護師（NP：ナース・プラクティショナー）の現状．日創傷オストミー失禁管理会誌 2021；25：499-505.

19. 小野美喜．大学院修士課程における NP 課程修了生の活動と成果．看科研 2016；14：14-6.

20. Kleinpell RM, Ely EW, Grabenkort R. Nurse practitioners and physician assistants in the intensive care unit：an evidence-based review. Crit Care Med 2008；36：2888-97. PMID：18766097

21. Winston C, Sahai V, Mann-Farrar J, et al. Incidents resulting from staff leaving normal duties to attend medical emergency team calls. Med J Aust 2014；201：528-31. PMID：25358577

22. 藤田義人．入院患者の急変に迅速に対応するには：RRS の院内普及への工夫．現代医学 2022；69：85-90.

23. Burrell E, Kapu A, Huggins E, et al. Dedicated, proactive, nurse practitioner rapid response team eliminating barriers. J Nurse Pract 2020；16：e17-20.

24. Royal College of Physicians. Royal College of Physicians（2017）National Early Warning Score（NEWS）2：Standardising the assessment of acute-illness severity in the NHS. 2017 年 12 月．《https://www.rcp.ac.uk/improving-care/resources/national-early-warning-score-news-2/》（2024 年 7 月 22 日閲覧）

25. Al-Qahtani S, Al-Dorzi HM, Tamim HM, et al. Impact of an intensivist-led multidisciplinary extended rapid response team on hospital-wide cardiopulmonary arrests and mortality. Crit Care Med 2013；41：506-17. PMID：23263618

26. Salamonson Y, Heere BV, Everett B, et al. Voices from the floor：nurses' perceptions of the medical emergency team. Intensive Crit Care Nurs 2006；22：138-43. PMID：16325408

27. Priestley G, Watson W, Rashidian A, et al. Introducing critical care outreach：a ward-randomised trial of phased introduction in a general hospital. Intensive Care Med 2004；30：1398-404. PMID：15112033

28. 谷島雅子，阿野正樹，鈴川正之．RRS（rapid response system）を活用した，院内急変時対応の部署別教育．日臨救急医会誌 2015；18：506-11.

福田　俊輔・安宅　一晃

ストラクチャー

起動基準：
track and trigger の方法

ポイント
- 起動基準には主に１つの指標で起動するシングルパラメーターと，複数の指標をモニタリングしたり，スコア化して起動するマルチパラメーターがある。
- 呼吸回数の異常は重篤な有害事象を予測するうえで重要である。
- シングルパラメーターは簡便で使用しやすい半面，情報の不足と誤検知，見逃しのリスクが増加する可能性がある。マルチパラメーターは包括的な評価ができる半面，複雑で費用や資源が必要になる。
- 早期警告スコア（EWS）では，値を定期的にチェックし，異常値を検出した場合に迅速に対応することで，病状増悪や重症化を予防することができる。
- 看護師の気づきは起動基準として重要であるが，気づいても起動されないという課題がある。

Q RRS の起動基準には何があるか？

track and trigger システムは，RRS の重要な構成要素である。"track and trigger"は患者の症状を観察し，異常の際に迅速な対応をとるためのプロセスを指す。具体的には，バイタルサインや患者の所見を確認し（track），その所見が閾値を超えた場合に迅速に医療介入を行う（trigger）ことである。病状増悪の多くは，増悪を認識する以前から不安定な生理学的異常が続く。この不安定な生理機能を早期に認識し，介入することで患者の病状増悪を防ぐことができる。しかし，病状増悪を察知することは，経験の浅い看護師や医師と経験豊富な看護師や医師とでは違いが生じる[1]。そのため，病棟で増悪した患者を検出し，適切な応答を促すためには，RRS の起動基準が必要である。

track and trigger システムは危機的状態の検出と応答アルゴリズムの 2 つに分類される。これらはさまざまなシステムが存在し，バイタルサインの観察，評価，モニタリングの頻度，起動基準に応じて異なる。

危機的状態の検出の方法には，主にシングルパラメーターとマルチパラメーターがある。シングルパラメーターは，1 つのバイタルサインや観察の異常によって RRS を起動する。その項目の多くは，「気道」「呼吸」「循環」「意識」「スタッフによる何らかの懸念」である[2]（表 1）。マルチパラメーターは，いくつか

表1　RRS起動基準の例

気道	気道閉塞疑い いびき音，吸気性喘鳴（ストライダー） 気管カニューレの異常
呼吸	努力呼吸，不規則な呼吸 呼吸回数<8回/min，または>25回/min 酸素飽和度<90%（高流量酸素投与下）
循環	心拍数<40回/min，または>130回/min 収縮期血圧<90/mmHg 尿量<50 mL/4 hr
意識	持続，または繰り返す痙攣 急激な意識レベルの低下 覚醒しない
スタッフによる何らかの懸念	

の生理学的パラメーターのモニタリングとその合計によってRRSが起動される。その代表的なシステムが，早期警告スコアEarly Warning Score（EWS）である。

　応答アルゴリズムでは，シングルパラメーターやマルチパラメーターによる検出を行ったのち，対応チームのスタッフが迅速に駆けつけ患者の状態評価を行い，緊急度や重症度を判断する。可能であれば，患者のことをよく知る主治医や病棟看護師などと情報を共有することで，治療方針や患者・患者家族の治療の希望などを確認できるため，より迅速な対応が可能となる。対応中はモニタリングを継続し，病状の改善や増悪の徴候を見逃さないようにする。

Q 起動基準として適しているバイタルサインは何か？

「気道」「呼吸」「循環」「意識」「スタッフによる何らかの懸念」は，シングルパラメーターの起動基準として重要である。これらに含まれるバイタルサインとして，呼吸回数や酸素飽和度，心拍数，血圧などがある。院内で心停止した場合の死亡率は80%と高く，残りの20%の患者のうち社会復帰率は10%程度であり，軽度の障害もしくは障害が残らない患者は，社会復帰した患者のうち10%ときわめて少ない[3]。このような結果から，院内心停止を予防することの重要性は明らかである。バイタルサインの異常を適切なタイミングで認識し，RRSを起動することは，死亡率や心停止の減少など，患者の転帰の改善に関連している[4]。

呼吸回数の重要性

特に呼吸回数は，疾患の重症度と転帰不良の予測因子となり，24時間以内に24

回/min を超えた患者の有害事象発生率は非常に高い（オッズ比 12，感度 43%，特異度 96.7%）[5]。さらに 72 時間以上にわたる 27 回/min 以上の呼吸回数は，心停止リスクの増加と関連していると報告され（オッズ比 5.56，感度 54%，特異度 83%）[6]，術後患者の呼吸回数の異常は，重要な有害事象の予測精度の高いバイタルサインでもあった[7]。このためバイタルサインのなかでも，呼吸回数の異常は非常に重要である。呼吸回数は，低酸素と代謝性アシドーシスの両方を示唆する所見であり，多くの生理学的異常を早期に気づくことができる可能性がある。

呼吸回数記録の課題

米国における起動基準は，呼吸が 38.0%，循環が 37.4% と呼吸・循環における起動が一般的である[8]。呼吸のなかでは，酸素飽和度の低下が起動で最も多く，呼吸回数は最も記録されていなかった[9]。このような呼吸回数の記録に関する課題は日本においても同様であるため，呼吸回数測定率を上昇し，RRS 起動に結びつけるような取り組みが必要である。

　呼吸回数測定率の上昇のための具体的な取り組みとして，
・1 か月の呼吸測定キャンペーンを実施し呼吸回数測定を促進する
・定点的に呼吸回数が測定されているか調査し，測定率の低い部署には管理者に具体的な対策を考えてもらう
・看護部の新入スタッフの集合研修において呼吸回数測定の重要性を伝える
・3 か月に 1 度気づき研修を行い呼吸回数測定の意義を学ぶ
などが考えられ，システム化する工夫が必要である。

　呼吸回数以外では，収縮期血圧の低下も院内心停止を予測するといわれている[10]。しかし，最初に身体所見として現れる異常は呼吸回数であるため[11]，呼吸回数の異常を察知することが最も重要である。

Q 起動基準は 1 つでよいか？　複数設定すべきか？

これは施設の状況による。全身麻酔後の患者は，麻酔からの覚醒やオピオイド，疼痛などの影響を受けるため，バイタルサインが逸脱しやすい状況にある。そのため，内科患者と同一の起動基準でよいかという疑問が生じる。

　米国の調査[12]では，低血圧と意識レベルの低下が術後患者の起動理由として多かった。低血圧と意識レベルの低下については，シングルパラメーターの項目として考えられているため，術後患者用の起動基準は必要ないかもしれない。

　小児患者はバイタルサインの基準値が違い，成人と同じシングルパラメーターで運用することが難しく，複数のパラメーターによる起動基準が必要と考える。

　RRS の主な起動基準として，シングルパラメーター，マルチパラメーターが

あるが，これらの起動基準を複合的に設定する意義はあるのだろうか？　RRS
に専従するスタッフがいれば可能だが，マンパワー不足が懸念される場合，複合
的に設定することは難しいと考える。

Q シングルパラメーターとマルチパラメーターの メリット・デメリットは？

シングルパラメーター

メリット

メリットは，簡便性や使用のしやすさにある。単一のパラメーターのみをモニタ
リングするので，起動者のトレーニングが容易である。バイタルサイン測定や観
察後に起動基準に照らし合わせ，起動基準に該当した際に対応チームを起動すれ
ばよいため，患者評価の必要はなく，経験の浅いスタッフでも対応しやすい。

さらに，「スタッフの何らかの懸念」を起動基準に含めている施設も多い。こ
れは，シングルパラメーターの起動基準に該当しなくても RRS を起動してもよ
いことを示す項目であり，起動しやすさの改善につながる。

単一のパラメーターの異常値を認識し起動することは，迅速な対応を可能に
し，深刻な状況を防ぐのに役立つ。

デメリット

デメリットには，情報不足および誤検知，さらには見逃しのリスクが増加する可
能性がある。バイタルサインの1つの異常により起動するが，これにより他の
重要な生理学的所見が見逃される可能性がある。結果として，システムの精度が
低下し，誤検知が増加するリスクが生じる。さらに，誤検知による起動でスタッ
フが駆けつけた場合，誤報である可能性も考慮すべきである。逆に他の重要な生
理学的異常を見逃すリスクも考えられる。

もう1つのデメリットとして，能動的に起動することが難しく，ベッドサイ
ドの看護師が主治医との関係性を考慮して，RRS の起動を躊躇する場合がある。

マルチパラメーター

メリット

メリットは，包括的な評価ができることである。単一ではなく複数のパラメー
ターをモニタリングすることで，患者の状態に関する包括的な評価ができ，正確

なアラートを発することができる。また，対応チームによる能動的な track and trigger が可能となり，システムが構築されれば安定した運用が期待できる。

デメリット

デメリットは，複雑性と費用や資源の必要性である。

複数のパラメーターをモニタリングすることは，システムの複雑性を増加させ，データの解釈とアラートの閾値の設定が困難になる可能性がある。項目1つ1つをみると緊急性や重症度が高くないと判断できる状況であっても，全体的なスコアが高値になってしまうといったことが生じる。一方で，全体としてのスコアがそれほど高くないが，1つの項目のみ大きく逸脱しているケースもあり，解釈や判断が難しい時がある。

複数のパラメーターをスコアにするため，自動集計システムを活用するとそこに費用がかかる。自動集計でなく RRS のスタッフが集計すると，そのための時間を要してしまう。

Q EWS とは何か？　どのような種類があるか？

EWS とは，患者の病状増悪を早期に検出するために使用されるスコアリングシステムである。患者の臨床的な安定性を迅速かつ効果的に評価するために使用されるシステムであり，1997 年に開発された[13]。EWS は一般的に特定の生理学的パラメーター（例：心拍数，呼吸回数，血圧）の値を合計して，スコアを算出する。このスコアは，患者の状態が変化しているかどうかを指摘し，追加の評価や介入を行うためのアラートサインとして使用される。EWS の値が高いほど患者の病状が増悪している可能性が高くなると解釈される。EWS の値を定期的にチェックし，異常な値が検出された場合には迅速に対応する。これにより，患者の急激な病状増悪や重症化を予防することができる。

modified Early Warning Score（MEWS，表2）

2001 年に MEWS として，「収縮期血圧」「心拍数」「呼吸回数」「体温」「意識レベル」の5項目における生理学的スコアリングシステムが開発され，重症患者を特定できるかどうかが調査された。MEWS 合計 5 点以上の患者は，死亡リスクが増加し，ICU への入室と関連していることが報告された[14]。

National Early Warning Score（NEWS，表3）

2012年に英国の国民保健サービス（NHS）は，NEWSを開発した。NEWSは，「呼吸回数」「経皮的末梢動脈血酸素飽和度（SpO_2）」「酸素投与」「体温」「収縮期血圧」「心拍数」「意識レベル」の7項目の生理学的パラメーターを評価し，スコアを算出する。表4[15]に示すように，リスクによるモニタリングの間隔も推奨されているが，重症度や併存疾患などを含めた個々のモニタリングの間隔（バイタルサイン測定のエスカレーション）を設定すべきである。2013年の報告では，NEWSは，24時間以内の心停止，ICU予定外入室，または死亡リスクがある患者を識別できることがわかっており，数あるアラートシステムのなかで最も精度が高いとされている[16]。

表2　modified Early Warning Score（MEWS）

	3点	2点	1点	0点	1点	2点	3点
収縮期血圧（mmHg）	<70	71〜80	81〜100	101〜199		≧200	
心拍数（拍/min）		<40	41〜50	51〜100	101〜110	111〜129	≧130
呼吸回数（回/min）		<9		9〜14	15〜20	21〜29	≧30
体温（℃）		<35		35〜38.4		≧38.5	
意識レベル（AVPU）	―	―	―	A	V	P	U

合計5点以上で死亡リスクあり。
AVPU：Alert（覚醒），Voice（言語に反応），Pain（痛みに反応），Unresponsive（無反応）

表3　National Early Warning Score（NEWS）

	3点	2点	1点	0点	1点	2点	3点
呼吸回数（回/min）	≦8		9〜11	12〜20		21〜24	≧25
SpO_2（%）	≦91	92〜93	94〜95	≧96			
酸素投与		あり		なし			
体温（℃）	≦35.0		35.1〜36.0	36.1〜38.0	38.1〜39.0	≧39.1	
収縮期血圧（mmHg）	≦90	91〜100	101〜110	111〜219			≧220
心拍数（回/min）	≦40		41〜50	51〜90	91〜110	111〜130	≧131
意識レベル（AVPU）				A			VPU

0〜4点：低リスク，5〜6点：中リスク，7点以上：高リスク。単一パラメーターで3点：中リスク。
AVPU：Alert（覚醒），Voice（言語に反応），Pain（痛みに反応），Unresponsive（無反応），SpO_2：経皮的末梢動脈血酸素飽和度

2017 年には NEWS 2（表 5）としてバージョンアップされた。NEWS 2 は慢性閉塞性肺疾患 chronic obstructive pulmonary disease（CPOD）のような患者でも適応しやすくなり，急性の意識変容をより明確に識別できるように改良された。具体的には，酸素投与目標が異なる患者群に対して SpO_2 の設定値を調整できるようになったほか，新たな混乱や見当識障害，せん妄が重大な病態変化の徴

表 4　National Early Warning Score（NEWS）によるモニタリングの頻度と臨床対応

NEWS	モニタリング頻度	臨床対応
0 点	12 時間ごと	定期的な NEWS のモニタリング
合計 1～4 点	4～6 時間ごと	看護師による評価 モニタリングの頻度を上げる，もしくはケアの内容を充実させる
合計 5～6 点もしくは1 項目で 3 点	1 時間ごと	すみやかに RRS 起動 医師の評価 モニター設備のある環境でのケア
合計 7 点以上	連続モニタリング	直ちに RRS 起動 急変対応のできる専門家の評価 ICU への入室を考慮

〔Reproduced from：Royal College of Physicians. National Early Warning Score（NEWS）：Standardising the assessment of acute-illness severity in the NHS. Report of a working party. London：RCP, 2012. The wording of this translation has not been specifically approved by the Royal College of Physicians – please refer to the English language version before making any clinical use of this information〕

表 5　National Early Warning Score（NEWS）2

	3点	2点	1点	0点	1点	2点	3点
呼吸回数 （回/min）	≦8		9～11	12～20		21～24	≧25
SpO_2（%） （酸素投与なし）	≦91	92～93	94～95	≧96			
SpO_2（%） （酸素投与あり）	≦83	84～85	86～87	88～92 ≧93（室内気）	93～94 （酸素投与下）	95～96 （酸素投与下）	≧97 （酸素投与下）
室内気 or 酸素投与下		酸素投与下		室内気			
収縮期血圧 （mmHg）	≦90	91～100	101～110	111～219			≧220
心拍数 （回/min）	≦40		41～50	51～90	91～110	111～130	≧131
意識レベル （ACVPU）				A			CVPU
体温（℃）	≦35.0		35.1～36.0	36.1～38.0	38.1～39.0	≧39.1	

ACVPU：Alert（覚醒），new onset Confusion（新たな混乱），Voice（言語に反応），Pain（痛みに反応），Unresponsive（無反応），SpO_2：経皮的末梢動脈血酸素飽和度

候であることを認識するため，AVPU（Alert, Voice, Pain, Unresponsive）スコアに「新たな混乱」を追加し，ACVPU（Alert, new onset Confusion, Voice, Pain, Unresponsive）スコアとして点数化できるようになった[17]。

重症化予測のスコアリングに機械学習は有効か？

現在の RRS 起動の課題として，バイタルサインの検出や評価が観察者の主観であることが挙げられる。そこで近年，電子カルテのデータを連動させた RRS の自動 track and trigger システムの開発が進んでいる。具体的には，患者の臨床データやモニタリングデータをリアルタイムで収集し，機械学習アルゴリズムによってこれらのデータを解析してリスクを評価する。そして，患者が病状増悪する可能性が高いと予測される場合に，自動的にアラートを発生させる。

electronic Cardiac Arrest Risk Triage（eCART，表 6）

2014 年に eCART が発表された[18]。eCART は，バイタルサインに加え，検査値や患者の併存疾患などを機械学習アルゴリズムで評価する。

　eCART，NEWS，MEWS の精度を調査した 2018 年の報告によると，eCART の精度が最も高く，area under the curve（AUC）は 0.801〔95% 信頼区間（CI）0.799〜0.802〕であり，続いて，NEWS〔AUC 0.718（95%CI 0.716〜0.720）〕，MEWS〔AUC 0.698（95%CI 0.696〜0.700）〕であった[19]。術後患者における有害事象の発生予測の精度は，eCART〔AUC 0.79（95%CI 0.78〜0.81）〕，NEWS〔AUC 0.76（95%CI 0.75〜0.78）〕，MEWS〔AUC 0.76（95%CI 0.75〜0.78）〕であった[20]。

advanced alert monitor（AAM，表 7）

12 時間以内の ICU 予定外入室を予測する AAM という機械学習モデルでは，検

表 6　electronic Cardiac Arrest Risk Triage（eCART）の主な要素

バイタルサイン	心拍数，呼吸回数，収縮期血圧，体温，経皮的末梢動脈血酸素飽和度（SpO$_2$）
検査結果	白血球数，ヘモグロビン，血小板，尿素窒素，血清クレアチニン，ナトリウム（Na），カリウム（K），クロール（Cl），カルシウム（Ca），重炭酸イオン，アニオンギャップ（AG），血糖，総蛋白
患者の属性	年齢，性別
医療履歴	入院歴，併存疾患

表7　advanced alert monitor（AAM）の主な要素

バイタルサイン	心拍数，呼吸回数，収縮期血圧，体温，経皮的末梢動脈血酸素飽和度（SpO$_2$），神経徴候，ショックインデックス
検査結果	白血球数，ヘマトクリット，尿素窒素，血清クレアチニン，ナトリウム（Na），重炭酸イオン，アニオンギャップ（AG），血糖，心筋トロポニンI，乳酸
患者の属性	年齢，性別，入院期間，病棟
医療履歴	入院歴，併存疾患
複合指標	LAPS2*，COPS2**

＊　バイタルサイン，神経所見，血液結果などから前の 72 時間から 24 時間の異常な生理学的徴候を定量化したもの。
＊＊　患者の過去 12 か月間の併存疾患の程度を定量化したもの。

査や症状，神経所見，疾患の重症度，ケアの指示などで評価される。

　AAM を eCART と NEWS と比較した結果，病状増悪の予測精度は高く，AUC は AAM 0.82（95%CI 0.81〜0.83），eCART 0.79（95%CI 0.77〜0.80），NEWS 0.76（95 CI 0.75〜0.78）であった。病床数が 35 床のユニットで 1 日あたり 1 つのアラートを生成する閾値を使用すると，スコアの感度は AAM 49%（95%CI 47.6〜50.3%），eCART 44%（95%CI 42.3〜45.1），NEWS 40%（95%CI 38.2〜40.9）であった。また，アラートが早期に発生する傾向があり，入室後 12 時間以内に 25%，36 時間以内に 50% が発生することがわかった[21]。

　このように，機械学習モデルは，AUC，感度，早期発見の 3 点で優秀である。

Q　看護師の気づきは起動基準として有効か？

　看護師は日々患者とかかわり，患者の状態や病歴について評価する。看護師がベッドサイドで気づいた異常や変化は，早期介入や迅速な対応が必要な場合に，重要なアラートサインとなり得る。結果的に RRS 起動の増加に非常に有用である。

　日本の観察研究によると患者の変化に気づくための項目として，意識レベルや血圧，SpO$_2$ などは 94% 以上が観察しているが，呼吸回数や皮膚の湿潤などの項目は約 40% しか観察できていない[22]。このため，呼吸回数測定やバイタルサイン以外の身体所見から患者の病状増悪に気づくトレーニングが必要と考える。

　看護師が病棟でかかわる患者の多くは，確定診断のもと治療が開始されている。異常所見があったとしても治療中であるために，異常を見逃される可能性がある。このような見逃しを減らすため，バイタルサインの変化と身体症状を連動させて考えるトレーニングが必要である。例えば，バイタルサインの測定結果から考えられる身体所見を机上で考え，身体所見を理解したうえでシミュレーショントレーニングや臨床現場で体験するなどが効果的であると考える。

気づきの課題

看護師は患者の状態をよく知っているため，バイタルサインの異常に気づいても
その様子から「この患者は普段と変わりない」と誤解することがある。その結
果，異常に気づいても RRS を起動しない可能性がある。このような患者の異常
を低く評価してしまう正常性バイアスを抑える必要がある。看護師の経験は非常
に大切であるが，経験だけではなく起動基準を確認しながら起動につなげること
が必要である。例えば，起動につながらなかった症例や，起動が遅い症例がある
場合，観察から RRS 起動までの振り返り（デブリーフィング）を行う。振り返
りは迅速に行う必要があるため，翌日から 1 週間以内にその症例を担当してい
た病棟の看護師と行うように調整することが望ましいと考える。この振り返りで
は，正常性バイアスの影響を受けた判断がないかも含めて確認する。さらに，よ
いタイミングで起動された症例についても，病棟看護師に対してすぐに振り返り
を行い，成功体験を共有する。その他，EWS などの活用も正常性バイアスを抑
制する効果があるかもしれない。

文 献

1. Chua WL, See MTA, Legido-Quigley H, et al. Factors influencing the activation of the rapid response system for clinically deteriorating patients by frontline ward clinicians：a systematic review. Int J Qual Health Care 2017；29：981-98. PMID：29177454
2. 集中治療医療安全協議会監修．一般病棟で状態が悪化していく患者の管理：Rapid Response Team のためのガイド．2018 年．《https://www.ihecj.jp/wp-content/uploads/2019/12/Managing-Deteriorating-Patients-1st-ed-2018-1-45en-ja2%E6%A0%A1191210_rev.pdf》（2024 年 6 月 6 日閲覧）
3. Brindley PG, Markland DM, Mayers I, et al. Predictors of survival following in-hospital adult cardiopulmonary resuscitation. CMAJ 2002；167：343-8. PMID：12197686
4. Offner PJ, Heit J, Roberts R. Implementation of a rapid response team decreases cardiac arrest outside of the intensive care unit. J Trauma 2007；62：1223-7. PMID：17495728
5. Cretikos M, Chen J, Hillman K, Bellomo R, et al. The objective medical emergency team activation criteria：a case-control study. Resuscitation 2007；73：62-72. PMID：17241732
6. Fieselmann JF, Hendryx MS, Helms CM, et al. Respiratory rate predicts cardiopulmonary arrest for internal medicine inpatients. J Gen Intern Med 1993；8：354-60. PMID：8410395
7. Bartkowiak B, Snyder AM, Benjamin A, et al. Validating the electronic cardiac arrest risk triage（eCART）score for risk stratification of surgical inpatients in the postoperative setting：retrospective cohort study. Ann Surg 2019；269：1059-63. PMID：31082902
8. Lyons PG, Edelson DP, Carey KA, et al. Characteristics of rapid response calls in the United States：an analysis of the first 402,023 adult cases from the Get With the Guidelines Resuscitation-Medical Emergency Team registry. Crit Care Med 2019；47：

1283-9. PMID：31343475

9. Badawy J, Nguyen OK, Clark C, et al. Is everyone really breathing 20 times a minute? Assessing epidemiology and variation in recorded respiratory rate in hospitalised adults. BMJ Qual Saf 2017；26：832-6. PMID：28652259

10. Shappell C, Snyder A, Edelson DP, et al. Predictors of in-hospital mortality after rapid response team calls in a 274 hospital nationwide sample. Crit Care Med 2018；46：1041-8. PMID：29293147

11. Lynn LA, Curry JP. Patterns of unexpected in-hospital deaths：a root cause analysis. Patient Saf Surg 2011；5：3. PMID：21314935

12. Lee A, Lum ME, O'Regan WJ, et al. Early postoperative emergencies requiring an intensive care team intervention. The role ASA physical status and afterhours surgery. Anesthesia 1998；53：529-35. PMID：9709136

13. Morgan R, Lloyd-Williams F, Wright MM et al. An early warning scoring system for detecting developing critical illness. Clin Intensive Care 1997；8：100.

14. Subbe CP, Kruger M, Rutherford P, et al. Validation of a modified Early Warning Score in medical admissions. QJM 2001；94：521-6. PMID：11588210

15. Royal College of Physicians. National Early Warning Score（NEWS）：standardising the assessment of acute illness severity in the NHS. 2012 年 7 月．《https://www.ombudsman.org.uk/sites/default/files/National%20Early%20Warning%20Score%20%28NEWS%29%20-%20Standardising%20the%20assessment%20of%20acute-illness%20severity%20in%20the%20NHS_0.pdf》（2024 年 5 月 29 日閲覧）

16. Smith GB, Prytherch DR, Meredith, P, et al. The ability of the National Early Warning Score（NEWS）to discriminate patients at risk of early cardiac arrest, unanticipated intensive care unit admission, and death. Resuscitation 2013；84 4：465-70. PMID：23295778

17. Royal College of Physicians. National. Early Warning Score（NEWS）2：standardising the assessment of acuteillness severity in the NHS. Additional implementation guidance. 2020 年 3 月．《https://www.rcp.ac.uk/media/umzn4ntq/news2_additional-guidance-002-_0.pdf》（2024 年 5 月 29 日閲覧）

18. Churpek MM, Yuen TC, Winslow C et al. Multicenter development and validation of a risk stratification tool for ward patients. Am J Respir Crit Care Med 2014；190：649-55. PMID：25089847

19. Green M, Lander H, Snyder A, et al. Comparison of the Between the Flags calling criteria to the MEWS, NEWS and the electronic Cardiac Arrest Risk Triage（eCART）score for the identification of deteriorating ward patients. Resuscitation 2018；123：86-91. PMID：29169912

20. Bartkowiak B, Snyder AM, Benjamin A, et al. Validating the electronic Cardiac Arrest Risk Triage（eCART）score for risk stratification of surgical inpatients in the postoperative setting：retrospective cohort study. Ann Surg 2019；269：1059-63. PMID：31082902

21. Kipnis P, Turk BJ, Wulf DA, et al. Development and validation of an electronic medical record-based alert score for detection of inpatient deterioration outside the ICU. J Biomed Inform 2016；64：10-9. PMID：27658885

22. 越道香織，岡田純子，植田喜久子．一般病棟に勤務する看護師の急変予測の実態と急変予測に関連する個人特性の検討．日救急看護誌 2022；24：33-41.

森 一直

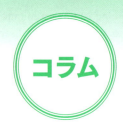

EWSに潜む問題点と対応策：起動の課題はバイタルサインの機械的測定で解決されるか

▶はじめに

　RRSの目的は，「予期せぬ死亡」「予期せぬ急変」を防ぐことにある。そのためには，ベッドサイドにおいて，「徴候に気づく」ことが重要とされている。しかしながら，「徴候に気づく」というのは，患者の「ちょっとした変化」の時に，このまま放っておけば数時間後に不可逆的な状態となると認識し対応に結びつけることであるが，その教育を施設全体・全職種にするというのは，困難で不可能に近いというのはいうまでもない。

　その課題を解決するために，病状増悪を検出する「起動基準」[*1]がある。起動基準に該当した際に対応チームを起動すれば，集中治療に特化した看護師または医師などが対応チームとして，起動基準に該当した患者の側に行き，起動基準に該当している意味と今後起こり得る状態を予測し，初期治療や検査の追加，管理場所（例：ICU）の選定を行い，施設全体で患者の急変を未然に防ぐということになる。

　では，起動基準に該当するかどうかを把握するためには何が必要だろうか…。それには，患者観察が重要な鍵を握っている。本章では，起動に至るメカニズムから，早期警告スコア Early Warning Score（EWS）の問題点と対応策，理想とする看護師による観察頻度についてまとめる。

▶起動に至るメカニズム

　起動に至るメカニズムは，複雑で不明確なのが特徴である。
　まず，起動基準の基本的概念は，心停止の6〜8時間前のバイタルサイン数値（例：呼吸回数25回/min以上，血圧90 mmHg以下，心拍数120回/min以上）であり，正常と異常の間の微妙なラインである[1,2]。また「何か心配な状態」「何らかの懸念」という曖昧なものも起動基準に含む。心停止などを発見した時に蘇生処置を行うコードブルー起動時の明確さとは大きく異なる。

[*1] 起動基準については「起動基準：track and triggerの方法」の章を参照。

起動に至る特徴の 1 つとして，看護師は患者の病状増悪を発見するうえで重要な役割を果たしているとされながらも，急変に遭遇するのが「まれ」である。その経験が少ないと急変の発見が遅れる場合があり，本質的な難しさがあると報告されている[3]。また確実に起動できるようになるためには，そのメカニズムを理解する必要がある。

2005 年 の International Conference on Medical Emergency Team（ICMET）では，病状増悪した患者に「気づくこと」と，その内容を評価し「起動の判断をする」2 つのプロセスがあると表現している[4]。

Smith は，「院内心停止防止の連鎖」（chain of prevention）として，RRS には「スタッフの教育」→「モニタリング」→「認識（気づき）」→「助けを求める声」→「対応」の要素をつなげる 5 つのリングがあると表現している[5]。この「院内心停止防止の連鎖」は，直列につながった 5 つのリングで構成されており，それぞれのリングの 1 部分でも弱くなるとシステム（RRS）全体が破綻し，その結果，患者の病状が増悪したり心停止につながると述べている。

このように，重症患者の観察をする場合，心停止を予防するのは複雑なプロセスであることを認識し，これら複雑なプロセスに留意することが重要となる。

▶起動基準に該当した場合の対応と課題

起動においては，施設ごとに決められた起動基準に則り，患者の傍にいる医療従事者が，状況の把握，認識，起動の判断をする。そのため，起動の是非やタイミングは患者の傍にいる医療従事者，特に看護師に委ねられている。しかし看護師による起動には，起動基準に該当するから必ず起動するという一貫性はなく，RRS が定着している海外の施設でさえ，起動すべき症例の 3 分の 1 は起動されていないことが明らかになっている[6]。院内心停止や ICU 予定外入室に関する後向き調査[7, 8]では，起動基準を満たしても 30〜77% は起動されていないことが報告されている。

これより，システムが導入されて歴史の浅い日本で起動件数が少ないということは，病状が増悪した患者が少ないのではなく，増悪した患者がいるにもかかわらず起動されていない比率が高く，システムが定着していないことがいえる。

起動基準に該当していても起動されない場合を「非要請」といい，これは，起動件数により数量的な評価が可能である。また，結果的に起動基準に該当しているとして起動した場合でも，何らかの原因で，起動するまでに時間がかかり病状が増悪してしまう状態が含まれており，それを起動遅延 afferent limb failure という。診療録を後向きに調査した研究[9, 10]では，起動基準に該当してから実際の起動までに平均 16 時間を要していることを示していた。起動がされても病状が増悪しすぎた状態であれば，転帰を改善できる時期に間に合っていない実態があ

ると推測できる。

▶ EWS を活用した起動の課題

患者の安全を確保するために，看護師はどのようにして EWS を活用して患者の病状増悪を検出し対応しているのかを調査したスコーピングレビュー[11]では，3つの特徴が明らかにされた。①EWS の起動基準に該当しても機械的に起動するのではなく看護師が独自の判断にもとづき起動する，②EWS のアルゴリズムに従って起動することへの障壁がある，③スコアへの過度の依存があることである。

看護師は，EWS を使用して病状増悪を検出し，患者の安全を確保することを目指しているが，文化，信頼，過去の経験が障壁となって世界的にも起動遅延に影響を及ぼしている。これらは，看護師の専門性，自信や信念が影響していると言い換えることができる。

一方で 2020 年に発表された「EWS が看護師の臨床態度と患者の重症化へ及ぼす影響」を調査した系統的レビュー[12]では，EWS を起動基準として活用することで，バイタルサインを測定する教育が行われ，EWS の記録に伴うチャートを埋める作業が日常化し，看護師がバイタルサインを測定し記録する頻度は向上した。また重症化した患者の院内死亡率，ICU 予定外入室，予期せぬ心停止を減少させることがわかった。

しかし，患者の病状増悪を示す EWS が出たとしても，それをもとに「対応」「医師への連絡」「起動」が改善されるかに対しては明確な関連がなく，起動するかどうかの判断には障壁があり，それらを特定するためには，患者の重症度，看護師の自律性，看護師と医師の関係，施設環境をコントロールしたうえで無作為化比較試験（RCT）を行わないと高いエビデンスが得られないことが示された。

▶ 看護師の患者観察の特徴

入院患者のバイタルサインを察知する看護観察の実践を明らかにすることを目的とした統合的レビュー[13]では，①認識，②記録とレビュー，③報告，④対応と救命の 4 つのテーマが特定された。

「記録とレビュー」では，看護師によるバイタルサインの記録は，「日常的な記録（タスク思考の実践）」と「患者の病状増悪が懸念される場合の単独記録」のカテゴリーに分かれているとされる。後者における患者が増悪した場合の意図的観察内容およびタイミングは，個々の看護師が自律的に決めている。

また，バイタルサイン以外の身体観察などの内容は明確になっておらず，評価

スキルは患者に関する予備知識を必要とし，看護師が患者の状況を判断しながら必要な観察を行い対応していることが明らかになるなど，複雑な実践であるとみなされている。

さらにはバイタルサインを測定するだけではなく，看護師が直感的な感覚やパターンを用いて病状増悪の発見の裏付けをしている可能性があることも示唆されている。

一方で，患者の評価を効果的に行うためのトレーニングと時間が不足しているという指摘もある[14]。

▶病状増悪した患者への気づきへの影響

前述の統合的レビューの病棟看護師による患者の病状増悪の「①認識」と「④対応と救命」に影響を与える要因については，認識に影響する要因は，（ⅰ）患者の評価，（ⅱ）患者を知ること，（ⅲ）学歴，（ⅳ）環境因子の4つのテーマに集約された。

また，対応と救命に影響する要因は，（a）効果的なリーダーシップ，チームワークやコミュニケーションなどノンテクニカルスキル，（b）対応チームなど支援してくれる資源へのアクセス，（c）対応チームを起動することへの躊躇といった否定的な感情の3つのテーマに集約された。

これらの結果にもとづき，病状増悪を適切なタイミングで認識し，対応するための課題は複雑だが，患者の安全は看護師の適切なタイミングでの評価と行動にかかっており，RRSの成功のためには看護師の役割・能力が必須であると述べられている[13]。

▶観察の測定間隔はどうすればよいか？

では，観察の測定間隔はどうあるべきか？　たとえEWSでアラートが出されても，EWSは起動に至るための「気づき」のなかの一部分の対策であり，「気づき」はバイタルサインを測ってから気づくのではなく，**直感的に何かに気づいてからバイタルサインを測る**という看護師の行動特性がある以上，EWSだけで気づくことには至らない。加えて，EWSの値が起動基準に該当しても，起動するか否かの「判断」は，看護師に委ねられているという点は，シングルパラメーターなど，他の起動基準と同様の課題であり，EWSを導入することでは「起動する」または「起動遅延なく起動する」という課題解決には至らないといわざるを得ない。

▶人間の判断は必要か否か？

次に，バイタルサインの測定間隔は人間が判断しないほうがいい，または持続モニタリングのほうがいいのではないか？　という疑問が浮かぶ。

持続モニタリングでは，患者ごとの正常値の個人差や治療方針を反映させたアラートの設定などはどのように考えるのか，対処的な治療を開始した際のアラート上下限の設定変更など，考えるべき点が多い。また，何らかの持続モニターを装着された患者の不快症状，全患者に装着するためにかかるコストなど，解決すべき課題がある。

しかし今後，人工知能 artificial intelligence（AI）技術が発展した未来に，現在収集されているビッグデータから予測をもったバイタルサイン測定の間隔の推奨や異常値に伴うアラート発生など，人間の判断よりも緻密で高度な判断を AI がする日が来る可能性はあることは付け加えなくてはならない。

▶エビデンスでは得られない人間的な要素

全患者に持続モニター（全自動対応チーム起動装置）が装着されたとして，RRS の目的を果たせるのか？　筆者はなかなか難しいように思う。

まず，対応チームが全起動に対応できるかどうか？　という点にある。起動遅延を防ぐために起動の判断を機械にさせると，不要なタイミング，不要な患者でさえ，起動され得る。それらの起動すべてに対応チームが対応するということが可能とは思えない。

また病棟の看護師が起動していないにもかかわらず，対応チームが病棟に赴くという状況下で，病棟と対応チームが良好な関係が築けるか？　または，病棟の看護師は，きっとそろそろ対応チームが来るだろうという考えになり，患者のために自発的に起動することができなくなるのではないか？　という懸念も感じる。

医療安全のために，「起動する側」-「起動される側」という関係は，対応時のコミュニケーションによる連携，役割分担，倫理的問題の解決をスムーズにすると考える。また，その場面は，医療従事者としての役割や価値観の成長，さらなる起動に関する解決策，ひいては施設ごとの RRS に関する課題に対する PDCA[*2] サイクルをまわすための教育的な場であると考える。

---

*2　Plan（計画），Do（実行），Check（測定・評価），Action（対策・改善）。

▶おわりに

患者の病状増悪に気づき，起動することで，対応チームは患者のところに赴ける。しかし，自動的に起動されるシステムがないのであれば，できないということではない。バイタルサインを測定するから病状増悪に気づくのではなく，病状増悪を予測するからバイタルサインを測定するという，医師からの指示のないタイミングでの測定こそが重要であり，かつ重要な看護師の能力であり役割であると，筆者は考えている。未来のことではなく，今，現在の医療の状況のなかでもできることはある。それは，患者を心配に思い，必要に応じてバイタルサイン測定の間隔を狭めるなどの行動変容を起こすことが重要であり，そのためにも積極的に起動してほしいと筆者の所属する北里大学病院では教育している。

対応チームが赴いた時，その場にいる看護師と持続モニタリングについての必要性や，特に夜間のバイタルサイン測定の間隔（尿量測定や意識レベルの確認なども含めて）などを検討する。次の起動のタイミングについても理由とともに話すこと，これも1つの教育になり得ると考えている。

筆者はいつも，看護師の「何かおかしい」という第六感は言語化できない異常を察知していると考え，何を察知したかを言語化する手伝いも対応チームの役割であると考えてきた。その能力（アンテナ）を生かすことで患者を急変させないという看護師に達成感を得てもらいたいと考えている。

文　献

1. Jones DA, DeVita MA, Bellomo R. Rapid-response teams. N Engl J Med 2011；365：139-46. PMID：21751906
2. Lyons PG, Edelson DP, Churpek MM. Rapid response systems. Resuscitation 2018；128：191-7. PMID：29777740
3. Odell M, Victor C, Oliver D. Nurses' role in detecting deterioration in ward patients：systematic literature review. J Adv Nurs 2009；65：1992-2006. PMID：20568317
4. Devita MA, Bellomo R, Hillman K, et al. Findings of the first consensus conference on medical emergency teams. Crit Care Med 2006；34：2463-78. PMID：16878033
5. Smith GB. In-hospital cardiac arrest：is it time for an in-hospital 'chain of prevention'? Resuscitation 2010；81：1209-11. PMID：20598425
6. Kitto S, Marshall SD, McMillan SE, et al. Rapid response systems and collective（in）competence：an exploratory analysis of intraprofessional and interprofessional activation factors. J Interprof Care 2015；29：340-6. PMID：25431834
7. Jones D, George C, Hart GK, et al. Introduction of medical emergency teams in Australia and New Zealand：a multi-centre study. Crit Care 2008；12：R46. PMID：18394192
8. Trinkle RM, Flabouris A. Documenting rapid response system afferent limb failure and associated patient outcomes. Resuscitation 2011；82：810-4. PMID：21497982
9. Jones DA, Subbe C, Bellomo R. The Impact of Delayed Rapid Response System Activa-

tion . In：DeVita MA, Hillman K, Bellomo R., eds. Textbook of Rapid Response Systems：Concept and Implementation, 2nd ed. Chum：Springer, 2017；173-80.

10. Downey AW, Quach JL, Haase M, et al. Characteristics and outcomes of patients receiving a medical emergency team review for acute change in conscious state or arrhythmias. Crit Care Med 2008；36：477-81. PMID：18091535

11. Wood C, Chaboyer W, Carr P. How do nurses use early warning scoring systems to detect and act on patient deterioration to ensure patient safety? A scoping review. Int J Nurs Stud 2019；94：166-78. PMID：31002971

12. Lee JR, Kim EM, Kim SA, et al. A systematic review of Early Warning Systems' effects on nurses' clinical performance and adverse events among deteriorating ward patients. J Patient Saf 2020；16：e104-13. PMID：29698354

13. Massey D, Chaboyer W, Anderson V. What factors influence ward nurses' recognition of and response to patient deterioration? An integrative review of the literature. Nurs Open 2016；4：6-23. PMID：28078095

14. Gardner A, Hase S, Gardner G, et al. From competence to capability：a study of nurse practitioners in clinical practice. J Clin Nurs 2008；17：250-8. PMID：17419787

森安 恵実

> ストラクチャー

必要な物品の確認

> **ポイント**
> - RRSで対象となる自施設の患者の特徴を考えながら物品を選定する。
> - 必要な物品の選定には院内の規定を確認する。
> - 緊急時の気道確保は物品の準備とともに，多職種間で手順や流れを確認する。
> - RRSでは患者情報が少ない状態で対応することがあるため，標準予防策・感染経路別予防策は必須である。
> - 筋弛緩薬・鎮静薬の管理方法は院内の規定に沿って検討するだけでなく，RRSが管理薬剤を取り扱うことについても周知する。

 必要な物品には何があるか？

RRSを導入するうえで必要な物品を考えるにはまず「自施設でどのような患者の対応をすることになるのか？」を考えるとよい。対応チームの職種の構成も物品の選定に影響する[*1]。

蘇生処置の物品

RRS対応中に6.9％で心停止が発生し，バッグバルブマスク換気や挿管などの蘇生処置が21.5％で行われたという報告がある[1]。RRSの対応においては蘇生処置も視野に入れた物品の検討も必要である。

バイタルサイン測定物品

日本のRRS/院内心停止オンラインレジストリのデータによると起動症例の9.1％が敗血症で，敗血症は病状増悪のリスクが高い症例である。その敗血症症例で最も多い起動項目は低血圧（44.5％）であり，次いで酸素飽和度低下（36.9％），意識レベル低下（28.5％）だと報告されている[2]。これらのことから，バイタルサインを測定するための物品は必須である。しかし血圧計や聴診器などは対応先の

---

*1 対応チームについては「対応チームの構成」の章を参照。

表1 場面別RRSに必要な物品

介入場面	物品
バイタルサイン測定と観察	血圧計・聴診器・パルスオキシメーター ペンライト（瞳孔径・対光反射の観察）
気道の問題	気管チューブ・スタイレット 喉頭鏡（あるいはビデオ喉頭鏡） 経鼻エアウェイ 経口エアウェイ 外科的気道確保用物品（メス，内径の小さい気管チューブまたは気管カニューレ）
呼吸の問題	酸素投与デバイス類（簡易酸素マスク・リザーバ付き酸素マスクなど） 吸引チューブ・吸引機器
循環の問題	末梢輸液ライン確保のための物品 輸液製剤（生理食塩液，リンゲル液など） 昇圧薬・抗不整脈薬などの注射薬物
心停止後の蘇生処置 （上記以外の物品）	バッグバルブマスク ジャクソンリース回路（気管挿管後の換気用） タイマー 除細動器 筋弛緩薬・鎮静薬 生体監視モニター

部署で借用できればよいが，借用できない場所や時間帯もある。例えばCT室の他，待合室や患者相談窓口などの面談室ではこれらの物品が保管されていない可能性がある。夜間・休日はスタッフがいないため，物品が借りられない可能性もある。周囲から容易に借用できない場合も想定しながら，携行すべき物品を検討することも必要である。

…

これらをふまえ，必要な物品を場面別にして表1にまとめる。小児については施設の規模や特徴，患者の重症度などを考慮して個別に保管する物品の検討が必要である。

  緊急時の気道確保の物品は何を入れるか？

気道の問題は緊急度が高く，生命転帰も厳しい状況となることが多い。緊急時の気道確保に必要な物品を表2に示すが，気道開通までの時間に余裕がない場合には輪状甲状間膜切開という外科的気道確保が実施される。このような気道確保は一般的に頻度も低いことから，実施する医師と介助をする医療従事者ともに手順を確認し，常に対応できるよう物品を確保することが望ましい。

表2　緊急時の気道確保に必要な物品

一般的に救急カートにある物品	気管チューブ スタイレット 喉頭鏡 バッグバルブマスク 経鼻エアウェイ バイトブロック
緊急時に持参するとよい物品	ジャクソンリース回路（気管挿管後の換気用） ビデオ喉頭鏡（気道困難症例に有効）[3] 筋弛緩薬・鎮静薬 $EtCO_2$ モニター 外科的気道確保用物品（メス，内径の小さい気管チューブ） 経口エアウェイ

$EtCO_2$：呼気終末二酸化炭素分圧

 感染対策用の物品は何があるか？

　RRSでは，患者情報が少ない状態で対応することが多い。そのため，すべての血液・体液，分泌物，嘔吐物，排泄物，創傷のある皮膚・粘膜などは感染源ととらえ，対応する患者に感染予防策を徹底することは重要である。たとえ患者の背景や感染源の有無が事前に把握できなくても，標準予防策を講じることで知らぬうちに感染源が伝播されることも防げる。もちろん，あらかじめ判明している感染源については適切な感染経路別予防策を講じる。

　標準予防策および感染経路別予防策に必要な個人防護具 personal protective equipment（PPE）を表3に示す。RRSは他部署に赴き，患者・患者家族だけでなくスタッフともかかわる。そのため，他のスタッフの模範となるような感染対策を心がけるよう，チーム内で意思の統一をはかることも重要である。

表3　標準予防策および感染経路別予防策に必要な個人防護具

手袋（ラテックス，ニトリル，プラスチックは用途に応じて使用）
キャップ
サージカルマスク
N95マスク
ゴーグル
フェイスシールド
使い捨てエプロン
使い捨てガウン（袖付き）
手指消毒剤（アルコール擦式など）

Q 物品を決めるにあたり注意すべきことは？

院内の規定に従う

RRS の活動では複数の職種で編成されたチームが起動された部署へと赴く。そのため使用する物品は院内で採用されているものを選定する。さらに物品管理の視点としては，一部のスタッフの使いやすさや好みを優先させることなく，院内の規定を確認しながら選定することも重要である。そして RRS が起動された時に持ち出せるよう，決められた場所に保管，配置するとよい。

物品は最小限にする

さらに注意すべきこととして，RRS は原則として心停止ではない患者が対象である。そのうえで各施設の患者の特徴を考慮し，携行する物品は最小限にすることを心がけ，対応スタッフの人数（1〜2 人である施設が多い）で携行可能な量と，携行しやすいバッグ（あるいはリュック）にまとめておくとよい。RRS の目的はあくまでも心停止をさせないことであり，蘇生処置のみを目的としたシステムではない。そのため継続した治療はしかるべき部署〔ICU やハイケアユニット（HCU）〕に任せることを前提に患者を安全に搬送するまでに実施する医療行為に焦点を当てて物品を選定する。

　小児については，施設により対象患者の特徴が異なるため，その特徴を考慮した物品の選定を進めるとよいが，注意すべき点については同様である。

Q 筋弛緩薬，鎮静薬の管理をどうするか？

筋弛緩薬，鎮静薬は，院内すべての部署や病棟で管理しているとはかぎらない。しかし RRS においては，不穏状態にある患者や緊急気道確保の処置に必要となる薬物でもある。そのため，筋弛緩薬や鎮静薬が必要になった場合，すみやかに取り寄せることができるシステムを整えておきたい。さらに筋弛緩薬と鎮静薬の取り扱い（毒薬管理保管）については，どの施設も厳格に決められているため，その管理方法を順守したうえで RRS 運用時の管理方法を検討していくことが大切である。

薬物運用のコツ

これから RRS を導入する施設においては，RRS の運用方法を検討する段階から RRS 運営委員会のスタッフとして薬剤部門に参加してもらい，RRS における筋

弛緩薬や鎮静薬の取り扱いについて検討することが望ましい。

　医師を1人以上含める medical emergency team（MET）は，医師の指示に従い薬物を使用することが可能だが，医師を含めない場合の rapid response team（RRT）では薬物の使用が不可能である。しかし初期対応以降は必要に応じて医師が対応するため，その場合を見越して医師や薬剤師とともに薬物を使用できる体制を整えておく必要がある。筆者の所属する総合大雄会病院では，一般病棟へ持ち出すことを目的として，筋弛緩薬を別途 ICU で管理している。これはコードブルーと RRS 起動時に使用することを視野に入れている。

　このように筋弛緩薬と鎮静薬の管理方法については，施設のなかでコンセンサスを得ておくことが必要である。さらに RRS の対応チームは，主治医不在のなかでこれらの高リスク薬物を使用する可能性があるため，RRS の意図と介入内容の概要については施設全体に周知しておくとよい。

文　献
1. 吉本早由利，江川幸二．院内迅速対応システムの導入・運営における看護師の工夫．日クリティカルケア看会誌 2023；19：87-98.
2. 藤原紳祐，小野原貴之，中田孝明ほか．RRS レジストリにおける敗血症の解析と RRS チーム体制の考察．日救急医会誌 2021；32：559-68.
3. 末竹荘八郎，渡邊　至．McGRATH™ MAC と SUZY 鉗子を用いて脱落歯牙を摘出した1症例．日臨麻会誌 2016；36：305-7.

西尾　陽子

> ストラクチャー

運用時間および対象病棟

ポイント
- RRS の予期せぬ死亡，防ぎ得た死亡をなくすという目的に立ち返る。
- 24 時間 365 日体制とすることが求められている。
- 対応チームを担うスタッフが RRS 以外の業務との両立が可能かを十分に検討する。
- RRS の導入過程においては，対象病棟の段階的な拡張も検討する。
- 最終的には RRS の対象病棟はすべての一般病棟を含める。
- 医療従事者が RRS を起動する場合は外来患者や面会者なども対象となり得る。

Q 運用は 24 時間 365 日体制とすべきか？

RRS の目的として予期せぬ死亡，防ぎ得た死亡をなくすことがある。予期せぬ死亡は昼夜を問わずに発生する可能性があることから，運用時間をどうすべきか（目標）は明白といえる。起動要素である病棟スタッフにも，対応要素である対応チームのスタッフにも，人員の余裕が生まれやすい平日日勤帯においては，より質の高い院内急変対応を目指すという視点（頂は高く）と，平日日勤帯ほど人的資源が豊富でない夜間・休日においても，その時間帯のなかで最良の院内救急体制をどのように確保するかという視点（裾野は広く）の，両方が求められる。特に後者については，「医師の働き方改革」が進むなかで，各診療科医師の当直体制を縮小する施設もあるため，夜間・休日の院内救急体制をいかに担保していくかという点において，RRS に期待される役割は今後より一層大きくなることが予想される。

夜間・休日に対応する重要性

日本の RRS/院内心停止オンラインレジストリを用いて 2014～2018 年の RRS データを解析した研究では，日勤帯に比べて夜間の RRS 起動が有意に少なかった（図 1）[1]。この理由として，夜間は RRS の需要が低いというよりも，24 時間 365 日体制で運用できている施設が当時は少なかった（46.3%）ことが考えられる。それは日勤帯に入ると起動が急増していたことからも裏付けられる。同研究

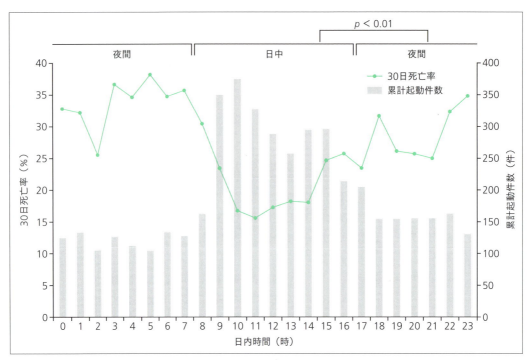

図1 RRS起動件数と死亡率の日内変動
(文献1より)

や別の報告によって，夜間のRRS起動患者は死亡率が高い重症患者であることも知られているため[1,2]，夜間・休日の院内救急体制は重要である。

RRS運用指針およびガイドラインの記載

2024年に日本集中治療医学会が公表したRapid Response System運用指針では，「起動要請に対するチームの対応」の項目で，対応チームは，24時間365日体制とすることを提案[*1]している[3]。

2023年に作成された米国集中治療医学会（SCCM）のガイドラインでは，運用時間について記載すらなく，24時間365日体制の運用は当然と考えられていることがうかがえる[4]（表1）。

……

以上より，RRSは24時間365日体制で運用することが望ましいシステムである。各施設の規模や人的資源に応じて，対応する時間帯を決めていくことになるが，可能なかぎり広範な時間帯をカバーする方向で検討する必要がある。

[*1] ここでいう「提案」は，方策によって得られる効果が期待されるものの生じ得る負担などが大きいために「推奨」に至っていないものであり，同指針で2番目に強い推奨度である。

表1 RRSに関する提言

タイトル	団体	公表時期	運用時間	対象*
Rapid Response System 運用指針[3]	日本集中治療医学会	2024年	起動要請に応じて迅速に（15分以内を推奨する）現場に急行し，患者の評価と初期対応を行うことを推奨する。24時間体制で対応することを提案する	記載なし
急性期充実体制加算[5]	厚生労働省	2022年	「院内迅速対応チーム」には少なくとも以下の構成員が所属し，24時間対応できる体制を確保しておく	病状急変の可能性がある入院患者，病状が急変した入院患者
Society of Critical Care Medicine guidelines on recognizing and responding to clinical deterioration outside the ICU: 2023[4]	米国集中治療医学会（SCCM）	2024年	記載なし	ICU以外の入院患者

* 各文書が対象としている患者群であり，システムの対象として相応しい患者群について提言しているものではない。

運用時間を決めるにはどうすればよいか？

RRSは24時間365日で運用することが望ましいシステムであることはすでに述べたが，実装するためには，夜間・休日の運用に関して超えるべき障壁があるのが通常である。起動要素については，日勤帯よりも勤務者が少ないこの時間帯だと，患者の状態評価やシステム起動の是非について相談できる同僚が病棟内に少ないという状況にはなるものの，基本的には平日日勤帯と同様に機能するはずである。主たる問題となるのは，対応チームの人員確保である。

人員確保

対応チームを担うスタッフは，救急・集中治療分野の医師・看護師・その他の職種であることが多い。ただし，その医療従事者をRRS専従のスタッフとして確保できるかについては，日勤帯にかぎっても日本では一部の施設で達成しているにかぎられ，夜間・休日にいたっては困難をきわめるのが現状である。そのため，RRSの運用時間を決めるにあたっては，対応チームを担うスタッフがRRSと他業務との両立が可能かを十分に検討する必要がある。ICUや救急外来も同様に，平日日勤帯よりも少ない人員で夜間・休日の業務を行っているため，そちらの医療の質を担保することも重要である。人員の配置が厳格に定められている特定集中治療室管理料など他の診療報酬算定要件の確認は，両立可能かを具体的に検討するための方法の1つである。

チーム形態

運用可能なチーム形態を検討することも重要である。ICU入室患者数には変動があるため，当日の入室患者数によっては（例：空床が多い）集中治療部看護師に余剰人員が出る場合もあり，医師を1人以上含む medical emergency team（MET）ではなく，医師を必ずしも含まず必要に応じて医師の緊急招請を行う rapid response team（RRT）ならば運用できる可能性がある。しかし，対応可能な日と対応不可能な日があると起動する側を混乱させるため，やはり余剰人員を毎日配置することを検討すべきである。METを運用する場合にも，集中治療科と救急科のみならず，麻酔科や循環器内科など診療内容の共通事項が多い診療科と連携して補完し合うことで，集中治療・救急医療と院内急変対応とを両立させる方法も考えられる。

人件費

急性期充実体制加算の算定要件では，救急または集中治療の経験を有し，所定の研修を修了した医師と看護師が構成員として所属する対応チームが24時間対応できることが求められている[5]。加算を算定できる施設では，報酬をそのための人件費に充てることができる。しかし理想的な体制のRRSをさらに普及させるためには，急性期充実体制加算を算定する機会のない施設や，RRS以外の要件を満たさないために算定できない施設においても，夜間・休日も質の高い対応チームを構築するための人件費を捻出できるような診療報酬上のインセンティブが必要であると考えられる。

Q 対象病棟はすべての病棟を含めるべきか？

RRSは，一般病棟に入院している患者の安全を高めるために開発されたシステムである[6]。一般病棟はその役割からして，患者の病状増悪に対する気づきの質と蘇生の質がICUほど高くないため，急変後の転帰も不良であり，このようなシステムが考案された[7]。院内には一般病棟が複数あるのが通常だが，予期せぬ死亡が発生し得ない病棟はない。予期せぬ死亡，防ぎ得た死亡をなくすというRRSの目的を考えれば，すべての一般病棟をRRSの対象とすべきである。

普及させる際のコツ

ただしRRSの導入過程においては，対象病棟の段階的な拡張が，対応要素，システム改善要素，指揮調整要素にとってもメリットがあるため，検討するとよ

い。対象病棟を限定することで，起動する側との綿密なコミュニケーションがとれるため，起動症例の振り返り（デブリーフィング）などを通じて，RRS の概念をより丁寧に共有することができる。RRS 導入が「計画倒れ」となることを避けるためにも，小さな目標を立てて RRS の 4 要素それぞれで達成感を味わいながら，徐々に目標を大きくしていく方法は有効であると考えられる。

対象病棟を選定する際の観点

どのような病棟を初期の対象にするかについては，RRS の効果を実感しやすいという観点から考えるとよい。1 つ目の提案は，それまでに急変症例の発生が多い病棟である。コードブルーの院内データを解析し，選定する。2 つ目の提案は，外科系診療科の病棟である[8]。内科系患者よりも外科系患者で RRS が効果的であるという各国からの報告は散見され，内科系患者よりも病態の複雑性が低く可逆性が高いことが多い術後患者は，RRS のよい標的として当初より注目されてきた[9~11]。日本の RRS/院内心停止オンラインレジストリの解析でも，術後患者は登録症例全体の 12.7% を占めており，対象病棟を絞っていても一定の起動が見込まれる[12]。

　術後患者に対する RRS の起動，対応には各国で差がみられるが，外科系医師と連絡がとれない場合のバックアップ体制や術後のセーフティネットとして，周術期の RRS は機能しており，主治医制の文化が根強い日本では特に重要である（表 2）。

…

最終的には RRS の対象病棟はすべての一般病棟を含めるべきである。導入後には，病棟ごとの課題や各施設特有の問題が明らかになってゆくことが予想される。各病棟の RRS と院内心停止のデータを解析し，すべての一般病棟で効果的な RRS 起動がされるようになるために，解析結果にもとづいた各病棟への適切な介入が求められる。

表 2　術後患者における RRS の研究

	国	スタッフの何らかの懸念による起動	輸液負荷の対応	RRS 後のICU 入室
Jones D, et al. 2007[10]	オーストラリア	57.7%	13.5%	15.4%
Sento Y, et al. 2021[12]	日本	30.2%	34.6%	32.8%
Lee YJ, et al. 2017[11]	韓国	9.3%	59.3%	52.0%

Part 2：押さえておくべきポイントと項目を考える◆ストラクチャー

Q 外来患者，面会者，特殊ユニットの患者なども対象とすべきか？

RRS の主たる対象である「一般病棟に入院中の患者」以外にも，施設には多くの人が出入りしている。①受診，各種検査，透析，リハビリテーションなどのために来院している外来患者，②入院患者との面会や外来患者の付き添いなどのために患者としてではなく施設を訪れている者，③ICU，ハイケアユニット（HCU）などの特殊ユニット，手術室や麻酔後ケアユニット（PACU）に滞在中の患者，などである。ここでは，どこまでが RRS の対象になるかについて概説する。

外来患者や面会者の対応

外来患者や面会者など（①，②）の病状増悪や急変については，医療従事者に何かしらの対応が期待されていることは論をまたない。このような場合にどの体制をもって対応するかについては，起動要素によるところが大きい。外来の診察室，放射線部の CT 室，一般病棟の病室など，医療従事者が常駐あるいは管理する場所で発生した事例に対しては，医療従事者が対応システムを起動することになり，この場合は RRS（ただし，心停止やそれに準じる状態ならばコードブルー）が適切である。外来患者に対する RRS 起動については日本の RRS/院内心停止オンラインレジストリでも検討されており，透析室での起動が転帰不良であることが報告されている[13]。

一方で，外来総合受付，売店，駐車場などで発生した事例に対して，事務スタッフや警備員などの非医療従事者が起動する場合は，RRS ではなくコードブルーが妥当である。非医療従事者は異変が生じていることを認識できれば十分であり，それが急変なのか徴候なのかを判断すべきではない。非医療従事者が医療従事者を招集したい場合には，オーバートリアージを許容して，最悪の事態（＝心停止）を想定した対応体制につなげるべきである。

入院患者については患者・患者家族が病状増悪を察知して RRS を起動する運用のエビデンスが海外で集積しつつあるが[4]，日本で外来患者に適用するのは時期尚早と考えられる（表 3）。

ICU などの特殊ユニットの対応

このように一般病棟の他にも RRS がカバーすべき患者がいる一方で，あらかじめ定められた医師がすぐに対応すべき体制（③）となっている，ICU などのクリティカルケア領域は，RRS の対象から外れる。同様に，手術室や PACU につ

表 3　一般病棟患者以外での院内急変対応のパターン

	医療従事者（外来看護師，病棟看護師，放射線技師など）が発見		非医療従事者（事務スタッフ，店員，警備員など）が発見
	急変の徴候	急変	不問
外来患者（受診，検査，透析，リハビリテーションなどのために来院）	RRS	コードブルー	コードブルー
もともとは患者でない者（面会や付き添いなどのために来院）			
クリティカルケア領域や手術部の患者（ICU，HCU，手術室，PACUなどに滞在）	部署で対応 コードブルーはあり得る		

HCU：ハイケアユニット，PACU：麻酔後ケアユニット

いても，当該部署の管理者と申し合わせのうえ，対象外としてよいと考えられる。海外からの RRS に関する報告には，一般病棟以外の起動場所に関する情報はほぼ記載されておらず比較が難しいが，2014〜2018 年の日本の RRS/院内心停止オンラインレジストリデータに ICU，HCU，その他の特殊ユニット，手術室での起動が 4.8% 以上含まれていたことには違和感がある[12]。

…

一般病棟に入院中の患者以外に対する RRS は，各施設の診療実態に合った運用が必要である。すでに急変した患者の救命を行うコードブルーとは目的が異なることを共通認識としながら，混同を避けて効果的に RRS を運用することを目指す。

文　献

1. Naito T, Fujiwara S, Kawasaki T, et al. First report based on the online registry of a Japanese multicenter rapid response system：a descriptive study of 35 institutions in Japan. Acute Med Surg 2019；7：e454. PMID：31988766
2. Kurita T, Nakada TA, Kawaguchi R, et al. Timing and location of medical emergency team activation is associated with seriousness of outcome：an observational study in a tertiary care hospital. PLoS One 2016；11：e0168729. PMID：28030644
3. 日本集中治療医学会　RRS 運用指針ワーキンググループ．Rapid Response System 運用指針．2024 年 1 月.《https://www.jsicm.org/news/upload/pub_com_RRS_JSICM_20240127.pdf》（2024 年 9 月 5 日閲覧）
4. Honarmand K, Wax RS, Penoyer D, et al. Society of Critical Care Medicine guidelines on recognizing and responding to clinical deterioration outside the ICU：2023. Crit Care Med 2024；52：314-30. PMID：38240510
5. Elsevier．今日の臨床サポート®：診療報酬点数：第八　入院基本料等加算の施設基準

等.《https://clinicalsup.jp/jpoc/shinryou.aspx?file=shisetsu/kishi0008.html》（2024 年 6 月 11 日閲覧）

6. Devita MA, Bellomo R, Hillman K, et al. Findings of the first consensus conference on medical emergency teams. Crit Care Med 2006；34：2463-78. PMID：16878033

7. Goldberger ZD, Chan PS, Berg RA, et al. Duration of resuscitation efforts and survival after in-hospital cardiac arrest：an observational study. Lancet 2012；380：1473-81. PMID：22958912

8. 仙頭佳起. 術後患者の急変対策としての Rapid Response System. ICU と CCU 2022；46：485-91.

9. Bellomo R, Goldsmith D, Uchino S, et al. Prospective controlled trial of effect of medical emergency team on postoperative morbidity and mortality rates. Crit Care Med 2004；32：916-21. PMID：15071378

10. Jones D, Opdam H, Egi M, et al. Long-term effect of a medical emergency team on mortality in a teaching hospital. Resuscitation 2007；74：235-41. PMID：17367913

11. Lee YJ, Lee DS, Min H, et al. Differences in the clinical characteristics of rapid response system activation in patients admitted to medical or surgical services. J Korean Med Sci 2017；32：688-94. PMID：28244298

12. Sento Y, Arai M, Yamamori Y, et al. The characteristics, types of intervention, and outcomes of postoperative patients who required rapid response system intervention：a nationwide database analysis. J Anesth 2021；35：222-31. PMID：33523292

13. Aoyama T, Tsuneyoshi I, Otake T, et al. Rapid response system in Japanese outpatient departments based on online registry：multicentre observational study. Resusc Plus 2021；5：100065. PMID：34223336

仙頭 佳起

プロセス

運営マニュアルの作成

ポイント
- 運営マニュアルには，RRS の意義・目的，対象者，対応チームの要件，運用プロトコル，教育，質改善について含める。
- マニュアル作成時には RRS の組織内の位置付けと権限を明確にし，対応チームの連絡先などわかりやすく記載する。

Q 運営マニュアルの目的は何か？

RRS 導入の目的・意義の明示

RRS を導入するにあたり，まず導入の目的・意義を院内に周知する必要がある。RRS は病状増悪が明確になる前に起動される必要があるが，起動する側は主治医がいるのに RRS を呼ぶべきかなど起動に躊躇することがある。RRS の取り組みが組織横断的な活動となること，主治医の裁量権にかかわることがあり得ることからも，マニュアルには RRS の目的・意義を明確にする役割がある。

システムおよびチームの位置付けの明確化

RRS 運営委員会および対応チームの組織上の位置付けは，施設ごとに異なる。責任・権限を明らかにするためにも，組織内での位置付けを明示しておくことが望ましい。例えば総合大雄会病院（以下，当院）では，医療安全管理委員会の下部組織として院内急変対応対策作業部会（以下，作業部会）を設置し，RRS を運用している。医療安全管理委員会の規定，作業部会の規定（図 1）でも RRS に触れ，RRS 運営マニュアルにもこれらの組織内で運用していることを記載している。

活動内容とスタッフの役割，責任の明確化

RRS は患者の病状が増悪する前に起動される必要がある。そのため起動する側にとって起動しやすいものでなければならない。起動方法や対応チームの活動についてわかりやすく示しておくことは重要である。対応チームの活動は組織横断

院内急変対応対策作業部会　規約

社会医療法人●●●●●●　●●●病院
院内急変対応対策作業部会

第1条（目的）
　1. 院内急変対応対策作業部会（以下，作業部会という）は，病院内での患者急変の際に医師及びメディカルスタッフの緊急招集（以下，コードブルーという）をはじめとする院内救急事案に対する情報収集および検証，さらに Rapid Response System の導入および管理，それに関わる教育を目的として活動する。
　2. 上記を目的として，医療安全管理委員会のもとに設置する。
第2条（部員の構成）
　1. 作業部会は，医師およびメディカルスタッフ，事務で構成することを原則とする。
第3条（部員の任期）
　1. 作業部会長，部員の任期は2年間とする。ただし，再任は妨げない。
第4条（作業部会長）
　1. 作業部会長は原則として担当副院長によって任命される。
第5条（活動事項）
　1. コードブルーの管理運営
　2. RRS（ラピッドレスポンスシステム)/RRT（ラピッドレスポンスチーム）の管理および運営
　3. RST（呼吸ケアサポートチーム）の管理および運営
　4. 医療安全対策室と協働した院内救急事案の検討
　5. 院内救急事案への対応能力を高めるための学習機会の提供と教育体制の整備（ICLS・BLS・急変対応シミュレーション・コードブルーシミュレーション）
　6. 上記に関わる各部門・各委員会との調整
　7. 救急カートの運用，整備
　8. その他，救急事案関連に関する事柄
第6条（開催日）
　1. 作業部会長は，原則月1回，期日を決め作業部会議を開催する
　2. 作業部会長が必要と認めた時は，部会長が認めた当該事例の当事者等を召集し，臨時会議を開催することができる
　3. 作業部会は●●病院および●●病院と合同で開催する
第7条（作業部会の成立）
　1. 作業部会は，構成員の過半数以上の出席により成立し，議事は出席者の過半数の賛成により決し，可否同数の場合は作業部会長がこれを決定する。
第8条（記録）
　1. 作業部会での審議事項は，議事録としてこれを記録する。
第9条（報告）
　1. 作業部会の審議結果は，必要に応じて関係する委員会に報告する。
第10条（規約の改定）
　1. この規約を改定しようとするときは，作業部会において承認を得ること。

平成●年●月●日施行
令和●年●月●日改訂
令和●年●月●日改訂

図1　院内急変対応対策作業部会規約の例

的であり，主治医，病棟の看護師など多くの医療従事者がかかわる。活動の目的，対応チームおよびチームスタッフの役割と権限を明確にしておくことによって活動をスムーズにし，チームワークを促進する。当院では対応チームは患者を診察・評価し，ICUへの入室，および治療にかかる意思決定については対応チームの医師と主治医で検討のうえ行うことと記載しており，主治医への提案・助言を主な役割と権限にしている。

教育と準備の促進

RRSが有効に機能するためには起動する側，対応チーム側，双方への継続的な教育が必要である。定期的なトレーニングと教育を通じて起動する側が適切に起動できること，対応チームのスタッフが最新の知識とスキルを身につけ活動に備えることが求められる[*1]。マニュアルはこれらの教育プログラムの基盤として機能する必要がある。

継続的な質改善

RRSは院内救急体制の質の改善活動であるともいえる。事例の振り返り（デブリーフィング），起動データの検討により，改善項目を明確化しフィードバックしていく必要がある[*2]。マニュアルにはそのための組織運営，戦略が含まれている必要がある。当院では，RRSの運用面の改善について作業部会で検討し，医療安全管理委員会にはかって運用の変更を行う。さらに個別の事例の検討などから明確になった課題については作業部会のスタッフである看護師長などから当該部署へ直接のフィードバックを行うとともに，共有すべき課題については看護師長会，主任会などで情報の共有を行っている。RRSの導入期には事例の振り返り，検討から呼吸回数の測定率が低いことを可視化し，その改善を働きかける活動などもしていた。

運営マニュアルには何を記載するか？

理由と目的，対象者

マニュアルの導入部分ではRRSが必要な理由と目的を明らかにする。その背景として院内心停止の転帰などの実情，可能であれば施設での院内心停止の発生状

[*1] 院内教育については「RRSの院内への教育と定着」の章を参照。
[*2] 質の改善に関するデータ収集やアウトカム測定ついては「起動時の記録記載およびデータ収集」「測定すべきアウトカム指標」の章を参照。

況や転帰についても触れておくと RRS の重要性がより認識されやすい。

マニュアルは，RRS の 4 要素ごとにそれぞれ作成する必要があり，冒頭にはどの要素[*3]の誰を対象としているかも明示しておく。対象者を誰にするかでマニュアルに記載すべき内容が変わってくる（本章では RRS 全体のマニュアルとして解説する）。

RRS の運用の担い手と対応チームスタッフの要件

4 要素の特にシステム改善要素と指揮調整要素については施設ごとに名称や位置付けが異なっており，この役割を果たす組織やスタッフについて明示しておくことが望ましい。

また対応チームのスタッフについても所属，連絡先，職種，役割，選定にあたり必要とされる要件などについても記載されていることが望ましい（107 ページの図 2「Ⅲ．チームメンバーの構成」参照）。

運用プロトコル

起動基準

マニュアルには定められた起動基準を明示しておく。起動方法や対応チームの連絡先についても明示しておく必要がある。

起動方法・運用時間帯

起動方法は施設ごとに異なり，電話，電子メッセージ，電子カルテの機能，全館放送などがある[*4]。対応チームの運用時間が定められている場合や時間帯により連絡先・起動方法が異なる場合にはそれらも明示しておく。National Early Warning Score（NEWS）などのマルチパラメーターを使用した critical care outreach team（CCOT）の活動を併用する場合や，自動 track and trigger システムのアラート機能を用いる場合などはその詳細についても明示しておく必要がある。

活動内容と権限・責任

活動内容，対応チームとチームの責任者に与えられる権限と責任について検討し，記載しておくことが望ましい。

[*3] RRS の 4 要素については「概論：RRS の 4 要素と概略」の章を参照。

[*4] 詳細は「起動方法とその周知方法」の章を参照。

記録

後々の振り返りや検討のために，活動時の記録についても最低限必要な項目については決めておく。

トレーニングと教育

RRSを効果的に運用するためには，対応チームのトレーニングとともに起動する側に気づきを促す継続的なトレーニングが重要となる[*5]。マニュアルには，その概要が記されているとよい。

振り返りと質改善

RRSの活動には事例の振り返り，検証とそれにもとづく現場へのフィードバック[*6]，教育への反映が伴う。マニュアルにもRRSの活動が，振り返りと質改善を含むことを示しておくとよい。

  記載・作成時のポイントは何か？

主治医制を考慮し組織内での位置付けと権限について明記する

RRSの活動は組織横断的であり，また主治医のオーナーシップ（自負や責任感）との折り合いが必要でもある。RRSの活動をしていると，ときに受け入れられがたい意見や，反対にあうこともある。マニュアルの作成時には主治医による反発を勘案し，施設全体での活動であること，医療安全・医療の質を向上する活動であることを明記しておくことで理解を促進する配慮が必要となる。

対応チームやチームの医師の権限や責任については，施設でのRRSの位置付け・定着具合により異なるので検討する。対応チームの医師の責任と権限や主治医への連絡について記載しておくことは，主治医の理解を得やすくするという点でも重要である。当院の具体的な権限は「活動内容とスタッフの役割，責任の明確化」の項で述べたとおりである。

[*5] 気づきを促すトレーニングについては「起動基準：track and triggerの方法」の章を参照。
[*6] フィードバックの方法については「RRSの院内への教育と定着」の章を参照。

対応チームの連絡先はわかりやすく明記する

起動方法は各施設により異なり，今後施設のデジタルトランスフォーメーション（Dx）化に伴って変化すると考えられる。一般に RRS の起動はコードブルーに比べて「こんなことで呼んでいいのかな？」と躊躇することが多く，全館放送などでいきなり起動されるよりは電話で直接相談されることが多い。RRS 専用の電話番号があればその連絡先を明記しておく。担当者の個別の連絡先に連絡しなければならない場合には，その連絡先がわかるよう周知しておく。対応チームの運用時間や対象病棟が限定されている場合，時間帯によって起動方法・連絡先が変わるような場合には，マニュアルに記載しておくとともに，わかりやすいよう案内しておく。

　RRS が整備される多くの施設ではすでにコードブルー，ドクターハリーなどの主に心停止への対応を目的とした体制が整備されていることが多い。起動方法，連絡先はそれぞれに設定されており，RRS 起動の際に混乱しないようわかりやすく記載することが望まれる。

　RRS は病棟から起動されることが原則であるが，施設によってはマルチパラメーターの起動基準を用いて電子カルテ上のアラートを使用する場合や，CCOT を併用する場合などがあり，整理して記載しておくことが必要となる。

簡潔で平易な表現を用いる

運営マニュアルは対応チームだけではなく起動する側も参照する。多くのスタッフが読みやすいよう，簡潔で平易な表現を用い，専門用語については適切に定義付けし示しておくことが望ましい。

…

参考までに運営マニュアルの例を図 2 に示す。

運営マニュアルの作成 | 105

ラピッドレスポンスシステム

（Rapid Response System RRS）

運用規約

社会医療法人　●●●●●●●●●●●●●●●

202●年●月作成

図2　RRS 運営マニュアルの例

目次

I. 趣旨
II. 活動目的
III. チームメンバーの構成
IV. 要請基準
V. 対応手順
   （ア）7200番による起動の場合
   （イ）NEWS（早期警戒スコア）を活用したラウンドの場合

I. 趣旨

　　入院患者の予期しない突然の重症化（急変），もしくは必要とする医療の提供を受けていない状態（院内救急）に陥った場合に提供されるセーフティネットのことを Rapid Response System（以下，RRS）と呼ぶ。

　　RRS は以下の 4 つ要素をすべて含む一連のシステム，もしくは概念そのものである。
① 原則として院内で決定されている RRS 起動基準を用いて，実働部隊となる Rapid Response Team（以下，RRT）をコールする
② ①を含む院内救急事案に対して，RRT により一次評価および必要な医療が提供される
③ RRS が起動された全ての事案に対して評価を行い，病院機能を改善するためのフィードバックを行う
④ RRS に関する計画，実行，維持など運営を行う

　　上記を目的として，医療安全管理委員会の下の院内急変対応対策作業部会内に RRS および RRT を設置し，運営および管理を行う。

II. 活動目的
　　　　① 入院患者の予期しない突然の重症化を防ぐ
　　　　② 医療者の急変前の兆候に気づく能力を高める
　　　　③ 要請基準をもとに RRT へ連絡することで，迅速対応につなげられる

III. チームメンバーの構成
　　RRT は院内救急事案の対応を行うだけでなく，院内における急変対応の教育に関する責務も担うものとする。
　　RRT を構成する看護師の選定については，診療看護師をはじめ，クリティカルケア領域の認定・専門看護師を選定し，さらに一般病棟の看護師においては●●●ラダーⅢ以上の看護師が望ましい。

令和●年度　RRT 構成員
　　◇　医師：集中治療科医師　●●●●
　　◇　医師：救急科医師　●●●●
　　◇　医師：救急科医師　●●●●
　　◇　看護師：クリティカルケア認定看護師　●●●●
　　◇　看護師：クリティカルケア認定看護師・診療看護師　●●●●
　　◇　看護師：救急看護認定看護師　●●●●
　　◇　看護師：集中ケア認定看護師　●●●●
　　◇　看護師：救急看護認定看護師　●●●●
　　◇　看護師：急性・重症患者看護専門看護師　●●●●
　　◇　看護師：診療看護師　●●●●
　　◇　臨床工学技士：　●●●●

図2　続き

IV. 要請基準
　要請基準は以下（①）とし，関係部署へ掲示する。なお，修正が必要となった場合は院内急変対応対策作業部会にて検討する。要請する側は，要請基準に該当する場合に7200番をコールすることとし，要請のための電話番号（②）についても関係各所へ掲示する。

①　要請基準

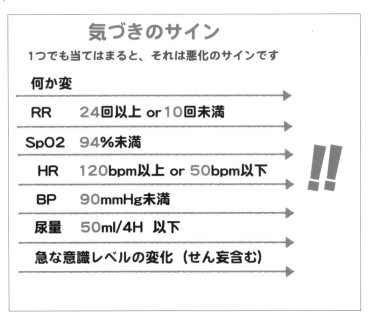

②　要請のための電話番号（PHSは救急外来にて管理）

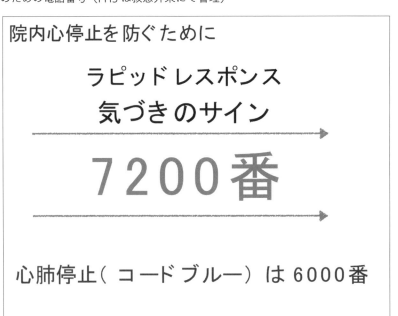

図2　続き

Ⅴ．対応手順

（ア）7200番による起動の場合
① 7200番の連絡を受け，チームメンバー2名で訪問する。
② 生理学的異常の有無を評価（一次評価：ABCDアプローチ）をする。
③ 呼吸回数測定や意識レベルの判定について担当看護師へ確認（必要時指導）。
④ 患者の状態によってはRRTの医師へ報告し，ICU/HCUへの転床の必要性について検討する。
⑤ ICU/HCUへの転床が必要な場合，RRTの医師が主治医へ連絡し情報共有と治療方針について検討する。
⑥ ICU/HCUへの転床の方針となった場合は，搬送の準備をする。
⑦ 対応した内容についてカルテに記載する。

（イ）NEWS（早期警戒スコア）を活用したラウンドの場合
① 電子カルテ内「NEWS管理画面」から，ラウンドすべき患者を拾い上げる（拾い上げる方法は，電子カルテ内「院内急変対応対策作業部会→NEWSラウンド手順マニュアル」参照。
② RRTメンバー2名で該当患者をラウンドする。
③ 生理学的異常の有無を評価（一次評価：ABCDアプローチ）をする。
④ 患者の現在の状態について，担当看護師から情報収集（必要時，観察内容について指導）をする。
⑤ 必要時RRTの医師へ報告し，ICU/HCUへの転床や主治医へ報告等の必要性について検討する。
⑥ ICU/HCUへの転床が必要な場合，RRTの医師が主治医へ連絡し，情報共有と治療方針について検討する。
⑦ ICU/HCUへの転床の方針となった場合は搬送の準備をする。
⑧ 対応した内容について，カルテに記載する。

図2　続き

宮部　浩道

プロセス

起動方法とその周知方法

ポイント
- 起動方法には主に電話，コールボタン，電子メッセージがあり，それぞれのメリット・デメリットを勘案したうえで自施設に合う方法を選択する。
- 起動方法の周知として主にトレーニングと教育，掲示物，メールやニュースレター，オンラインプラットフォーム，口頭での伝達があり，それぞれのメリット・デメリットを勘案したうえで，自施設に合う方法を組み合わせる。
- 起動遅延が生じると患者の安全や治療効果に影響を及ぼすので，原因を特定し対策を講じる。

起動方法にはどのようなものがあるか？

RRS専用のPHSや固定番号の電話

起動する側は，携帯電話などを使用し，RRSを起動する。対応チームのスタッフは直ちに起動場所や患者の状態などの必要な情報を受け取る。

ナースコールや館内放送などのコールボタン

病室や患者の周囲に設置されたボタンを押すことによって，RRSを起動する。対応チームのスタッフ以外にも，急変した患者の周囲にいる医療従事者に迅速にアラートを発することができる。

電子メッセージ

医療情報システムを介し，電子メッセージで起動する。これにより，対応チームが迅速に派遣される。

…

起動方法は，施設の設備やRRSのプロトコルによって異なる[*1]。また，起動手

[*1] 電子カルテから早期警告スコア Early Warning Score（EWS）を自動的に計算し，アラートするシステムを運用する施設もある。詳細は「運用例5 南部徳洲会病院」の章を参照。

順については，どの連絡手段が使用されるか，どのように活用されるかを後述する方法で周知する必要がある。

Q 各起動方法のメリット・デメリットは？

各起動方法のメリット・デメリットを**表1**に示す。これらのメリットとデメリットは，施設の設備やRRSのプロトコルによって異なる。特定の状況を想定したり，ニーズに合わせて，最適な起動方法を選択する。日本において普及している施設の設備や導入しやすさなどを考慮すると，現時点ではRRS専用のPHSや固定番号の電話を使用するのが一般的だと思われる。

Q 起動方法の周知にはどのような方法があるか？

次のような方法が一般的に使用される。

表1 各起動方法のメリット・デメリット

	メリット	デメリット
電話	対応チームのスタッフは，どこにいても起動要請を受信できる 通信手段が対応チームのスタッフの手元にあるため，迅速な対応ができる 電話をかける手順は比較的簡単であり，迅速に起動できる	通信のカバーエリア外や，通信障害がある場合に通信が不安定になる可能性がある 充電したり，常に持ち歩いたりする必要がある 電話が通じない場合や，他の人と通話中の場合に遅延が発生する可能性がある
コールボタン	簡単にアクセスでき，看護師や他の医療従事者が迅速に起動できる 患者の近くに設置されているため，周囲にいる医療従事者も起動後に迅速に対応できる	誤報が発生する可能性がある 館内放送では不必要な医療従事者を病室に集める可能性がある SBARを含む情報が伝達できない
電子メッセージ	医療情報システムを介して通知するため，正確で迅速な情報の伝達ができる 複数のスタッフやチームに同時に情報を伝達できる	医療情報システムがオフラインになったり，アクセス不能になったりすると通信が遮断される可能性がある メッセージの送信先に対して受信できるようになっているか確認が必要であり，手順が複雑になる 複数の対応チームのスタッフに一斉送信することで，「誰かが行くだろう」という考えに陥りやすい

SBAR：Situation（状況），Background（背景），Assessment（評価），Recommendation and Request（提案と依頼）

トレーニングと教育

起動する側のスタッフや関係者に対し，RRS の起動方法や起動手順に関するトレーニングと教育を行う。これには，定期的なトレーニングセッションやワークショップ，e-learning などが含まれる。トレーニングを通じて，スタッフが正確に起動方法を理解し，実際の急変時に対応できるようにする（気づきコース Awareness course[*2]などと呼ばれている）。

ポスターなどの掲示物

院内の目立つ場所にポスターなどを掲示し，RRS の起動方法を視覚的に周知する。これにより，スタッフが日常業務のなかで繰り返し情報を目にすることで，起動方法を覚えやすくなる（図 1）。当院ではポケットカード，マウスパッドなどでも周知している（図 2）。

メールやニュースレター

院内のメールやニュースレターを通じて，RRS の起動方法や関連する重要な情報を定期的に提供する。これにより，スタッフが最新の情報を把握し，正しい手

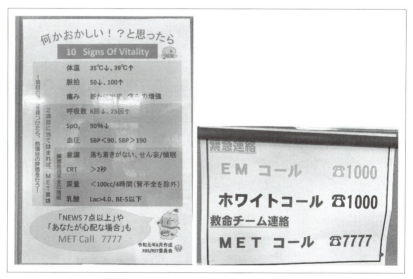

図 1　RRS 起動基準，連絡先を記載したポスター
病棟やリハビリテーション室，CT 室などに掲示している。

[*2] 嬉野医療センター（以下，当院）では敗血症の症例をベースに，実際に起動基準を用いてどのように評価し，起動するかを学ぶコースを独自に作り上げた。RRS 導入当初は，対象病棟のスタッフに対して数多く開催し，現在では新入スタッフを対象に定期開催している。

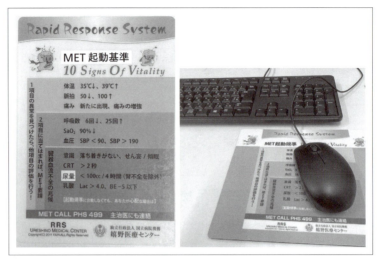

図2 RRS起動基準と連絡番号を記載したポケットカード（左）とマウスパッド（右）

順に従って起動できるようになる。

オンラインプラットフォーム

施設の内部ウェブサイトやポータルサイトを利用し，RRSの起動方法や手順に関する情報を提供する。これらを通じて，スタッフはいつでも必要な情報にアクセスできるようになる（例：院内掲示板）。

口頭での伝達

各科，各病棟のチームミーティングやスタッフ間のコミュニケーションを活用し，RRSの起動方法や起動手順に関する重要な情報を口頭で伝達する。特に新入スタッフや勤務形態の変化するスタッフに対しては，個別に説明を行うことが有効である。

Q 各周知方法のメリット・デメリットは？

各周知方法のメリット・デメリットを表2に示す。それぞれのメリット・デメリットを考慮しながら，各方法を組み合わせて，RRSの起動方法を効果的に周知する。また，起動方法の定期的なリフレッシュトレーニングや情報更新も重要になる。急性期充実体制加算の算定要件としても，年2回程度のRRSに関する

表2 各周知方法のメリット・デメリット

	メリット	デメリット
トレーニングと教育	スタッフが直接指導を受けることで，理解が深まり，起動方法をより正確に理解できる チームビルディングとコミュニケーションを促進し，スタッフ間の連携を強化できる	開催には費用と労力，時間がかかる スタッフのスケジュール調整が難しい場合がある
掲示物	視覚的で簡潔な情報提供が可能であり，スタッフが簡単に参照できる 定期的に更新することで，新入スタッフや勤務形態の変化するスタッフにも対応できる	目に入る機会がかぎられるため，効果が十分に得られない場合がある 見落とされる可能性がある
メールやニュースレター	スタッフが自分のペースで情報を受け取り，読むことができる 重要な情報を迅速に配信できる	スパムとして扱われたり，見過ごされたりする可能性がある 情報の重要性が十分に伝わらない場合がある
オンラインプラットフォーム	院内ならスタッフがいつでもアクセスできるため，便利で効果的な情報共有ができる アクセスしたスタッフの情報がわかるのでデータの追跡や分析が容易になる	技術的な問題や障害が発生した場合，アクセスが制限される可能性がある
口頭での伝達	直接的なコミュニケーションにより，理解が深まりやすい 疑問をすぐに解決できる	情報の一貫性や正確性が確保されない可能性がある スタッフの忙しさや状況によっては，情報が適切に受け取られない場合がある

院内講習を開催していることが求められている[*3]。

起動遅延 afferent limb failure が生じると何が起こるか？

起動遅延が生じると，患者の安全や治療効果に影響を及ぼす。以下に，起動遅延が生じた場合の具体的な影響をいくつか挙げる。

医療介入の遅延

RRSが適切に起動されない場合，急変した患者への迅速な医療介入が遅れる。適切な医療介入が遅れることで，患者の病状が増悪し，重篤な合併症が増加したり死亡のリスクが高まる。

medical emergency team（MET）の起動が遅くなることは，MET起動遅延

[*3] 当院では年間計画として，急性期充実体制加算の算定要件を満たすための院内講習会（内容は医療安全管理部門と協働しRRSの概要などを紹介している。e-learningも併用している），気づきコースや呼吸療法の講習会などを，RRS運営委員会で企画，開催している。

delayed MET activation と呼ばれ，死亡率が上昇する。30分以上遅延した内訳としては，意識障害（35%，16時間），不整脈（24%，13時間），呼吸障害（50%，12時間），低血圧（39%，5時間）などが挙げられている[1,2]。

医療エラーの増加

起動遅延が生じると，対応チームが患者のタイムリーな情報や適切な医療支援を得ることができないため，医療エラーが増加する可能性がある。それにより誤診が起こり，不適切な治療が行われることで，患者の安全が脅かされる。

不適切な資源の利用

起動遅延が生じると，資源が適切に活用されない可能性がある。起動が遅延することで病状が増悪してから介入することになり，適切な起動であれば不要であったはずの資源が投入される。それにより他の患者の対応も遅れてしまう。

信頼性の低下

起動遅延の状況でRRS起動がされたとしても，早期介入と比較して病状が増悪した患者に介入しているため転帰改善につながらない。それが頻繁に発生すると院内でのRRSへの信頼性が低下する。信頼性が低下すると，対応チームのモチベーションにも影響するため急変時の対応能力が低下し，患者のケアに影響を及ぼす。

チームワークの悪化

起動遅延が頻繁に生じると，対応チームと病棟スタッフとの間でコミュニケーションや信頼が損なわれる可能性がある。チームワークの悪化により，効果的な連携や協力が妨げられ，患者の治療やケアが円滑に進まない。

…

これらの影響を最小限に抑えるために，起動遅延の原因を特定し，効果的な対策を講じる必要がある。また，RRSの起動手順やプロトコルを改善し，スタッフのトレーニングと意識向上を行うことも重要になる[*4]。

---

*4　当院では，RRS運営委員会のなかで適切な起動になるように症例検討を行いながら，定期的に起動基準などを見直している。具体的には，早期警告スコア Early Warning Score（EWS）の入力率の向上，呼吸回数の測定率向上，意識レベルの評価の統一，モニタリング頻度の最適化などである。さらに，起動遅延には起動する側の主治医との関係性や心理的葛藤などが多大に影響しているため，この点についても改善できるような取り組み，提言などを院内に発信している。

文　献

1. Quach JL, Downey AW, Haase M, et al. Characteristics and outcomes of patients receiving a medical emergency team review for respiratory distress or hypotension. J Crit Care 2008；23：325-31. PMID：18725036
2. Downey AW, Quach JL, Haase M, et al. Characteristics and outcomes of patients receiving a medical emergency team review for acute change in conscious state or arrhythmias. Crit Care Med 2008；36：477-81. PMID：18091535

藤原 紳祐

プロセス

RRS の院内への
教育と定着

ポイント

- ●ハンズオントレーニングでは，事前学習，受講中の実践と振り返り，受講後に受講中の映像を共有して，学習効果を高める。
- ●教育コースはスタッフの状況をみて，開催時期，内容，受講者の選定，日時を決定する。
- ●院内に RRS を定着させるためにも教育コースを継続的に開催する。
- ●起動後に起動者にフィードバックをすることや mortality and morbidity（M&M）カンファレンスを開催することも，院内に RRS を定着させるために有効である。
- ●医療安全の考え方には失敗から学ぶ Safety-1 と成功から学ぶ Safety-2 がある。

Q RRS 教育の欧米と日本の現状は？

欧米

RRS を導入し，運用していくためには，継続的なトレーニングが不可欠である（**メモ1**）。欧米では，2000 年代の初頭には，各施設で RRS が導入され始めた。それとほぼ同時に，RRS を病棟のスタッフが起動するための求心系と，RRS として出動する対応チームのための遠心系のトレーニングが開発されている。米国では，2009 年の時点でレールダル メディカル社より RRS の医療シミュレーショントレーニングのキットがすでに販売されている。

日本

日本でも，Fundamental Critical Care Support（FCCS）などのコースで過去 10 年以上にわたり，RRS を導入するスタッフ向けとして主に遠心系のトレーニングが提供されている。しかしながら，日本では遠心系として出動するスタッフのトレーニングに重きが置かれ，求心系のトレーニングはあまり扱われてこなかった。

> **メモ 1** 医療のパラシュートとしての RRS

RRS とはどんな医療体制だろうか，どんな医療の事態に有効だろうか。RRS について詳しく知っていると，簡単に説明することが難しくなるかもしれない。米国のピッツバーグ大学メディカルセンター（UPMC）で RRS を運用していた medical emergency team（MET）の責任者の医師が RRS について非常に簡単に説明してくれた。RRS とは，「医療のパラシュートだよ」と。病棟では，看護師，レジデント，主治医，その他の医療従事者によって通常，患者は医療体制の監視の網から抜け出さないように管理されている。しかし，張り巡らされた網から抜け落ちてしまう患者がどうしてもいる。そこで，網から落ちてしまっても，最後に機能するのが RRS であると説明をしてくれた。たしかに，RRS のことを端的に表現していると思う。

しかし，医療のパラシュートと，戦闘機が墜落しそうになってパイロットが使用するパラシュートには，大きな違いがあると思う。戦闘機のパイロットは，墜落しそうな事態であることを自分で判断できる。そして，どの時点でパラシュートを開けばいいのかも知っている。スカイダイビングをする人たちも，パラシュートは自分で付けられるし，どの時点で開けばいいのか知っている。一方，医療の監視の網から落ちてしまいそうな患者は，パラシュートの付け方も，開くタイミングも知らない。医療従事者の誰かが，この患者にはパラシュートが必要かもしれない，どのタイミングでパラシュートを開いてあげればいいのか教えないと，パラシュートは機能しない。パラシュートの付け方や，開くタイミングを教えないことには，機能しないのが医療のパラシュートである RRS なのである（図 A）。

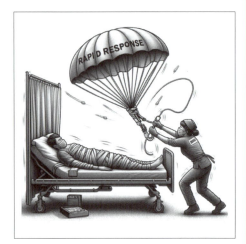

図 A　医療のパラシュートとしての RRS

東京慈恵会医科大学附属病院の現状

東京慈恵会医科大学附属病院（以下，当院）では，RRS を起動する病棟スタッフに起動方法を教えるための求心系コースと rapid response team（RRT）[*1] のスタッフのための遠心系コースの運用を 2012 年より開始した。当院のコースは，米国のピッツバーグ大学メディカルセンター（UPMC）で開発された First 5 Minutes コースをベースに日本の状況に適応させたものを 10 年以上にわたって運用している。

前述したように日本では遠心系のトレーニングに比重が置かれていることもあり，本章では求心系のコースに重きを置いて述べたい。

---

*1　当院では医師を含めた RRT を運用している。

Q RRS教育コースでのハンズオントレーニングで学習効果を高めるコツは？

受講前

当院の求心系・遠心系のコースはともにハンズオントレーニングで運用している。すべての受講生が違和感なく参加できるように受講前の e-learning を用意している。RRS への最低限の知識の確認アンケート（表1）をコース受講前までに終わらせる。この事前学習を行うことで，受講生の RRS に関する知識レベルを揃えることができる。

受講中

ハンズオントレーニングでは，呼吸，脈拍，血圧などの測定が可能であるマネキンを使用している。また，バイタルサインをモニター画面上で共有できるようにしている。そのため，受講生は実際にマネキンに再現されたバイタルサインを測定し，どのような行動をすべきかを体験できる。また，各シナリオの終了後には，通常の振り返り（デブリーフィング）や撮影した映像をみながらのビデオデブリーフィングを行う。思考過程や行動を振り返ることで，受講生の気づきを促し，より学習を深めることを期待している。後述するシナリオごとに設定している学習目標に到達させることが重要なため，振り返りでは受講生にオープンエンド形式でさまざまな質問をする。例えば，「なんで血圧を測定したのですか？」「その血圧の測定値に対してどのような行動をしましたか？」と**はい・いいえ**では答えられない質問をすることで，学習目標に即した行動であったのか思考過程を聞き出す。

表1 受講前のアンケートの質問例

RRS についてお伺いします。下記の項目について「大変よくできる」を10点，「大変よくできない」を0点としたとき，どのくらいの状況かお書きください
①RRS について理解していますか（0〜10） ②RRS の4要素について理解していますか。求心性視点：患者急変を発見する要素（起動要素），遠心性視点：患者急変に対応するチームの要素（対応要素），評価と改善：実績の集積，システムの成果のフィードバックを行う要素（システム改善要素），管理面からの視点：システムの設置運営を担う要素（指揮調整要素）（0〜10） ③RRS の必要性について理解していますか（0〜10） ④急変の6〜8時間前には急変徴候があることを理解していますか（0〜10） ⑤心停止を防ぐ体制の重要性について理解していますか（0〜10）

受講後

受講中の映像はSimView（レールダル メディカル社）というオンラインシステムに保存される。受講生にはIDを付与するので，受講後にも，自分で映像をみて復習できるようになっている。

求心系コースの実際の内容

コースには8個のシナリオが用意されている。最初の2個では，RRSの起動基準を用いて起動を学習する。次の2個では，早期警告スコアEarly Warning Score（EWS）を使用した起動を学習する。残りの4個では，さまざまな状況でRRSを起動し対応できるよう学習する。それぞれのシナリオには，学習すべきテーマといくつかの学習目標がある（表2）。

　例えば，シナリオ1では，「急変徴候の認識」をテーマとして，学習目標が4個ある。まず，バイタルサインをマネキンからきちんと測定し，「①急変の徴候に気づくことができる」ができるようになってもらう。次に「②ABCDEアプローチができる」ようになってもらうため，得られたバイタルサインからABCDEで患者の状態を説明してもらう。そしてRRSの起動基準に当てはまるのか「③RRS起動基準で評価できる」をしてもらう。最後に，「④RRSを起動できる」ようになってもらう。

　8個のシナリオを参加した受講生の職種や人数に合わせて行う。通常は配役を決め1シナリオに2人が対応する形式にしており，全部で4〜6シナリオを実施することで，RRSを起動するために必要な基本的な概念を学習してもらう（表2）。

遠心系コースの実際の内容

遠心系コースは，基本的には前述した求心系コースと同じ構成だが，学習目標の設定を変えることで，遠心系とさらには求心系も網羅する内容としている。

表2　求心系コースの主な内容

	テーマ	学習目標
RRS起動基準によるRRSの起動	シナリオ1 急変徴候の認識	①急変の徴候に気づくことができる ②ABCDEアプローチができる ③RRS起動基準で評価できる ④RRSを起動できる
	シナリオ2 何かおかしいを言語化する	①急変の徴候に気づくことができる ②RRS起動基準での評価ができる ③RRSを起動できる ④SBARを用いて報告できる
早期警告スコアによるRRSの起動	シナリオ3 重症な徴候を見逃さない	①RRS起動基準で評価できる ②客観的指標を活用できる ③RRSを起動できる
	シナリオ4 気づきを躊躇せずに発信できる	①RRS起動基準で評価できる ②客観的指標をもとに適切な再評価ができる ③躊躇せずにRRSを起動できる
さまざまな状況でのRRSの起動	シナリオ5 有効なチーム間のコミュニケーション	①RRS起動基準で評価できる ②TeamSTEPPS®を活用し適切なコミュニケーションがはかれる ③RRSを起動できる
	シナリオ6 意識障害に対する対応	①患者の背景から脳卒中の徴候を評価できる ②院内プロトコルを活用し適切な起動ができる
	シナリオ7 緊急性の高い徴候を見逃さない	①呼吸状態の変化に気づくことができる ②気道緊急であることを認識できる ③RRSや院内緊急コールを起動できる
	シナリオ8 終末期患者への対応	①RRSを起動できる ②RRSの役割を知る ③DNARについて考える ④終末期のあり方について考える

DNAR：do-not-attempt-resuscitation，SBAR：Situation（状況），Background（背景），Assessment（評価），Recommendation and Request（提案と依頼）

RRS教育コースの運営のコツは？
開催の頻度・コースの柔軟な運用

求心系コース

基本的には定期的に夜勤でリーダーとなる看護師など，責任のある立場に昇格するタイミングで求心系コースを開催している。また，受講生の経験に照らし合わせて，求心系のコースでも遠心系の要素を交えてコースを展開するなど柔軟に内容を変更している。RRS起動基準に合致していたにもかかわらず，起動ができずに患者が急変してしまった病棟のスタッフなどを対象に個別に開催する場合も

ある。

遠心系コース

当院を基幹施設として，関連施設にRRSプログラムの責任者を派遣している。開催頻度は，関連施設の対応チームのスタッフの状況に合わせて決定するとよい。定期的な開催をしている関連施設もあれば，年度が替わって夜間の管理当直の担当となる新規の看護師を対象に開催している施設もある。

受講者の選択・開催時間

当院では，基本的にRRS教育コースは看護部が主導しているので，受講生は看護部が選択している。また，コースの開催時間は，スタッフは教務としてコースを受講するため，勤務時間内に各病棟のスタッフに参加してもらうスタイルにしている。

RRSリンクナース[*2]の役割

教育コースの指導者となる看護師に対しても，学習内容の標準化と質の担保のために定期的にリンクナースより指導を行っている。

RRSを院内に定着させるにはどうすればよいか？

教育コースの継続開催

RRSの求心系・遠心系の教育コースをともに継続開催することが，院内にRRSを定着させるための有効な手段である。

継続開催のコツ

RRSの体制を維持するためには，核となって動ける対応チームのスタッフを確保することが必要なので，当院では，RRSの導入時期と同時に遠心系コースを開始した。さらにその時，新たなスタッフを雇用したりすることはなく，既存の人員でRRSを運用することを基本方針とした。そのため，RRSの主体はRRTのスタッフとして，日勤帯は認定・専門看護師に，夜間は看護部の夜勤師長など

---

*2 施設における感染対策・医療安全・栄養管理などの分野で，各専門チームや委員会と病棟看護師との連携（リンク）させる役割を担う病棟看護師。

夜間の看護部の管理当直をしている看護師に担当を割り振り，RRT として活動できる看護師への遠心系コースを開始した。

継続開催の効果

現在まで 10 年以上にわたり定期的に RRS 教育コースを開催し，遠心系コースの修了者は当院の関連施設も含めて 300 名以上，求心系コースの受講生は 600 名程度いる。これだけの人数への教育と，さらなる継続を行うことで，RRS への院内の理解が深まった。RRS 教育コースのなかでは，critical care outreach team（CCOT）の意義やその活動内容を紹介したり，EWS の使用方法を学習してもらっているので，より早期に病棟内で急変の徴候に気づいてくれるようなことも起きている。また，ファカルティとなる認定・専門看護師，スタッフを各関連施設に配置し，関連施設の単位で RRS 教育コースを施設の必要性に合わせて，開催できる体制を整えている（メモ 2）。

Q RRS を院内に定着させるための教育コース以外の継続的な取り組みは？

RRS 起動後のフィードバック

フィードバック前の情報収集

まず起動したことへの感謝を心がける（thank you for calling）。当院は RRT なので初動の対応は看護師である。医師の早期の介入が必要であると判断したり，早急な医療処置が必要と判断をしないかぎりは，RRT の看護師が現場で即座に，起動した病棟スタッフにフィードバックをする。フィードバックを行うためにもまずは，RRT は病棟スタッフからの情報収集を行う。具体的には患者のコードステータス，経過，既往歴，併存疾患，RRS を起動した理由，起動するまでに至る経過などを起動したスタッフと確認する。

Safety-2 の観点からフィードバックを与える

Safety-2 とは簡単にいうと，失敗ではなく成功に着目し，物事をいい状態に動かすという医療安全の考え方である。RRT の看護師は Safety-2 の観点から病棟のスタッフにフィードバックする。

　RRT は経験を積んでいる看護師が担当をしているので，この先に起き得ることを病棟スタッフからの情報収集をもとに臨床推論していく。この思考過程を病棟スタッフと共有することで，急変の徴候に早期に気づき，適切な行動ができる

メモ2　RRS教育コースの今後の展開

当院の教育コースを，日本の他施設でも運用していただくために，日本臨床救急医学会 患者安全検討推進委員会主催でコース展開している[A]。求心系の教育は，基本的には起動する可能性のある医療従事者全員に行うことが望ましい。しかし，多数の医療従事者を教育するには，膨大な時間を要する。そこで，多くの医療従事者にRRS教育コースを受講してもらうためにe-learningでの展開も行う予定である。このe-learningでは，失敗から学ぶSafety-1と適正に対応できる看護師の視点で展開されるSafety-2の両方の体験学習ができるようにしている。教育関連の企業と共同でe-learningを作成したので，今後，e-learningの契約ができた施設での導入が可能となる（図A）。

そして，全国でもRRS教育コースを展開していくための拠点となってくれる施設を中心として，ハンズオンコースも開催している。しかし，ハンズオンコースで1回に受講できるのは最大でも12〜20人なので，どちらかというと指導者を養成していくことを主眼に置いている[A]。ハンズオンコースは，午前中にRRS起動要素研修コースを，午後にRRS起動要素研修指導者コースを開催し，各施設で独立してRRS起動要素研修コースが開催できるようにしている。

この他に，さらに多くの医療従事者にRRSの教育が普遍的に行えるように，求心系としてRRSを起動するスタッフ，遠心系として対応するスタッフの両方を対象にRRSの教育指導ができるためにした実践的な内容を解説する書籍『RRSで院内急変させない：スタッフのための実践マニュアル（症例から学ぶ）』（責任編集：野々木宏，武田聡，藤谷茂樹）を刊行した。

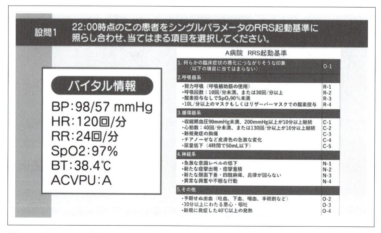

図A　e-learningの問題

[A] 愛宕救急医療研究会．医療者向け講習会．《https://atagoqq.com/?page_id=85》（2024年7月8日閲覧）

ようにする。

さらに，今後の経過観察のために実際に測定すべき観察項目を病棟スタッフと一緒に検討する。どの項目に注目すべきか，何時間おきに観察するのか，場合によってはEWSを測定する頻度も決め，RRTや主治医チームに連絡すべき条件なども設定する。また，予測のつかない事象が起こることもあり得るので，その場

合はすぐに RRS を起動してよいことを伝え，いつでも援助することができるというフィードバックをする。

mortality and morbidity（M&M）カンファレンス

開催頻度

RRS が起動されたが不適切な対応であった症例，RRS を起動すべきであったが起動しなかったことで病状が増悪した症例，予期せぬ院内心停止症例などが発生すれば，毎月，RRS 運営委員会で M&M カンファレンスの開催が必要かを判断している。

開催のスタンス

当院の RRS 運営委員会は，医療安全管理部門の下部組織になっているので，医療安全管理部門が主導して M&M カンファレンスが開催される。司会は，RRS 運営委員会の責任医師 2 人が交代で行う。M&M カンファレンスの進行は，RRS 教育コースのハンズオントレーニングのシナリオ終了後に行われる振り返りと同じ手法を用いる。当事者のスタッフの思考過程を聞き出すことにより，当該事例の原因を探り，対応策をみつける。

　ただ 1 つだけ重要な点は，実際の症例に対するカンファレンスなので，この内容は他の部門へ共有されることもなく，訴訟などになった場合にも提供されるものではなく，今後の業務で不利になることはないということを強調している。同じような事例が起きることがないように話し合いをしましょうというスタンスで開催をする。とにかく，当事者として参加をしてくれたスタッフの安全を確保したうえで開催することが重要である。

司会者に求められるスキル

振り返り形式のため，司会を担当する医師には，そのための素養が必要であり，長年にわたりシミュレーション教育，研修医の教育を行ってきた RRS の責任医師に依頼している。

進行の流れ

M&M カンファレンスの最初には，第三者的な立場にいる医療安全管理部門のスタッフが経過について説明する。続いて，その経過について不足や，誤認している部分がないか当事者のスタッフに確認する。経過について参加者が共通認識を得てから，問題点を抽出していく。基本的には，当事者のスタッフに問題点を

挙げてもらい，その問題点について議論を行う。しかし，時間的な制約もあり，短時間でM&Mカンファレンスを切り上げないといけない場合は，司会者がクローズドエンド形式で焦点を絞った問題点を提示し，進行することもある。最終的には，問題点，実現可能な改善すべき事柄を共有することで会議を終了している。

　病棟レベルで改善できることは，医療安全管理部門のスタッフが事後に病棟に赴き改善されているのか確認する。施設レベルで改善すべきことは，上位の責任者が集まる医療安全の会議でさらなる検討が行われるようにしている。

鹿瀬 陽一・挟間 しのぶ・山口 庸子

| アウトカム |

起動時の記録記載およびデータ収集

ポイント
- データを正確に分析するためにも，あらかじめ記録する内容を決め，記録漏れを防ぐことが重要である。
- データ収集は施設全体における臨床的アウトカムや課題を明らかにするために行う。
- 今後は，起動時に即時に記録を残すことが可能なアプリケーションなどのシステムの開発，さらには，電子カルテやオンラインレジストリに直接データの入力や取り込みができるようなアプリケーションの開発が望まれる。

Q 起動時の記録はどうすべきか？

聖マリアンナ医科大学病院（以下，当院）で起動時に使用している記録シートを図1に示す。当院では，日本集中治療医学会が運用するRRS/院内心停止オンラインレジストリに参加しており，レジストリの内容に準じた紙の記録シートを独自に作成し使用している[1]。あらかじめ登録に必要な内容を記録シートに網羅することで，起動からレジストリ登録まで1シートで管理できるシステムを構築している。

また，当院では院内急変時の対応内容を残す目的で，紙の記録シートから電子カルテへの入力もしている。当院の電子カルテに入力している内容を表1に示す。内容は紙の記録シートと同様にレジストリに準じ，必要な情報のみを入力している。

Q 電子カルテと紙の記録シートのメリット・デメリットは？

電子カルテと紙の記録シートのメリット・デメリットを表2に示す。

---

*1　RRS/院内心停止オンラインレジストリについては「レジストリ参加の考慮」の章を参照。

130 | Part 2：押さえておくべきポイントと項目を考える◆アウトカム

RRS記録（心停止以外）
ID. 氏名、生年月日記載

※心停止の場合は、裏面も記入

「転帰」以外の項目は可能な限り記入してください。

患者情報

氏名（　　　　　　　　　　）ID（　　　　　　　　　）年齢（　　　　　　）　**性別** □男 □女

診療科（　　　　　　　）　**病棟**（　　　　　　　）　**担当医**（　　　　　）

入院日　西暦（　　　　）年（　　　）月（　　　）日 ※外来患者は受診受付時間

患者区分　□入院　□外来　□その他

入院主病名（　　　　　　　　　　　　）※外来患者は受診理由

入院時CPC　※CPC-SCALEを参照

成人：□CPC1 □CPC2 □CPC3 □CPC4

小児：□mPCPC1 □mPCPC2a □mPCPC2b □mPCPC3 □mPCPC4

RRS基本情報

起動者　　　　　□医師　□看護師　□その他医療職　□事務　□その他）

起動場所　　　　（　　　　　　　）

起動日時　　　　西暦（　　　　）年（　　　）月（　　　）日　　　　時刻（　　　）時（　　　）分

到着時刻　　　　（　　　）時（　　　）分

終了時刻　　　　（　　　）時（　　　）分

要請基準

早期警告スコア　□警告スコアのコール基準該当

呼吸　　　　□頻呼吸　　　□徐呼吸　　　□新たな呼吸困難　□SpO2低下

循環　　　　□低血圧　　　□頻脈　　　　□徐脈　　　□胸痛　　　□尿量低下

意識　　　　□意識レベル低下 □異常な興奮　□痙攣

その他　　　□患者に対する懸念

　　　　　　　□大量出血　　　□アナフィラキシー

　　　　　　　□新たな外傷　　□制御できない疼痛　□主治医が対応不可能/連絡がつかない

要請基準以外　□要請基準以外の異常　　　　□CCOTからの要請

イベントの原因

□窒息/痰詰まり　□呼吸不全　　□緊張性気胸

□心筋梗塞/心筋虚血　　　□心不全　　　□不整脈　　　□その他の心原性ショック

□肺塞栓　　　□心タンポナーデ　□大動脈解離・大動脈破裂

□大量出血　　□その他の循環血液量減少性ショック

□感染症/敗血症　　　　□その他の血液分布異常性ショック

□脳血管障害　□代謝障害/電解質異常　　　□低血糖

□低体温　　　□中毒　　　□外傷

□上記以外（　　　　　　　）　□原因不明

イベント詳細　※全ての項目を記入してください

起動時バイタル　体温（　　　　　）

　　　　　　　収縮期血圧（　　　　　）　　　　拡張期血圧（　　　　　）

　　　　　　　HR（　　　　　）

　　　　　　　RR（　　　　　）

　　　　　　　SpO2（　　　　　）

　　　　　　　意識レベル　　□A 清明　□V 声かけで反応あり □P 痛み刺激で反応あり □U 反応なし

介入　□介入なし　　□NPPV　　　　□胸骨圧迫　　　　　　□輸液ボーラス（500ml）

　　　□酸素投与・増量 □BVM換気　　□除細動・カルディオバージョン □検査オーダー

　　　□吸引　　　　□挿管　　　　□輸血　　　　　　　□薬物療法

図1　当院で使用している紙の記録シート（2024年7月時点）

記載者（医師）	記載者（看護師）

記入後、医師事務の●●へ提出してください

特に「イベント情報」は全ての項目を記入してください

イベント前情報
ICU退室後72時間以内か　　□YES □NO □不明
イベント前の酸素投与　　□有り　　□なし
処置時の鎮静ないし全麻後の24時間以内　　　□YES □NO
術後1週間以内　　□YES □NO　　　　　　**担当科**（　　　　　　　）**術式**（　　　　　　　　　　　）
直近（4時間以内）の意識状態　※RRSにつながる意識障害は含まない
　□A 清明　□V 声かけで反応あり　□P痛み刺激で反応あり　　□U反応なし　□記載なし
コードステータス
　□FULL　□DNR　□一部制限あり　　□記載なし

RRS転帰	
心停止	□心停止なし　　□到着時心停止　　□対応中に心停止
転帰	□死亡退院 □転院
	□病棟移動あり(ICU)
	□病棟移動あり(ICU以外のケアレベルの高い病棟)□HCU　□CCU・SCU・GHCU
	□病棟移動なし（外来患者の帰宅含む）
	□その他（　　　　　　　　　　　）
対応終了時のコードステータス	□フル　　　　　□DNAR　　□一部制限

転帰　　※後日記載するため、RRS対応時の記載は不要
転帰24時間　　□死亡　　□生存（入院中）□生存（退院）
転帰1ヶ月　　□死亡　　□生存（入院中）□生存（退院）
退院日　西暦（　　　　　）年（　　　）月（　　　　　）日
生存退院時の退院先　□自宅　　□施設　　□転院
退院時CPC　※CPC-SCALEを参照
　□CPC1 □CPC2 □CPC3 □CPC4
　□mPCPC1 □mPCPC2a □mPCPC2b □mPCPC3 □mPCPC4

医師自由記載欄

看護師自由記載欄

Part 2：押さえておくべきポイントと項目を考える◆アウトカム

表1　当院で使用している電子カルテ入力内容

テンプレート記載項目	入力・選択方法	備考
患者氏名	自動入力	
ID	自動入力	
性別	自動入力	○男　○女
年齢	自動入力	
身長	自動入力	
体重	自動入力	
診療科	自動入力	全診療科が選択できる
病棟	自動入力	全病棟が選択できる
主治医	自動入力	
入院日	自動入力	
患者区分	自動入力	○入院　○外来　○その他（　　　　　）
入院主病名	自動入力	
記載者氏名	自動入力	
起動/ラウンド時間	手入力	○時○○分で表示
起動理由	ラジオボタン	○RRT起動　○VSI高値でラウンド対象　○CCNRからの懸念によるラウンド ○その他
起動時点での医師派遣の有無	ラジオボタン	○あり　○なし
起動理由	チェックボックス（複数選択可能）	○頻呼吸　○除呼吸　○新たな呼吸困難　○SpO$_2$低下 ○低血圧　○頻脈　○徐脈　○胸痛 ○意識レベル低下　○異常な興奮　○痙攣 ○患者に対する懸念 ○大量出血　○アナフィラキシー　○新たな外傷　○尿量低下　○制御できない疼痛 ○主治医が対応不能/連絡がつかない ○起動基準以外の異常　○早期警告スコア高値　○CCNRからの起動
ラウンド時（呼吸回数）	自動入力 or 直接入力	ラウンド開始前の最新のバイタルサインを電子カルテから自動入力 （もしくは数値を直接入力）
ラウンド時（SpO$_2$）	自動入力 or 直接入力	ラウンド開始前の最新のバイタルサインを電子カルテから自動入力 （もしくは数値を直接入力）
ラウンド時（体温）	自動入力 or 直接入力	ラウンド開始前の最新のバイタルサインを電子カルテから自動入力 （もしくは数値を直接入力）
ラウンド時（収縮期血圧）	自動入力 or 直接入力	ラウンド開始前の最新のバイタルサインを電子カルテから自動入力 （もしくは数値を直接入力）
ラウンド時（心拍数/脈拍数）	自動入力 or 直接入力	ラウンド開始前の最新のバイタルサインを電子カルテから自動入力 （もしくは数値を直接入力）

テンプレート記載項目	入力・選択方法	備考
ラウンド時 意識レベル（GCS）	ラジオボタン	E：○4　○3　○2　○1 V：○5　○4　○3　○2　○1 M：○6　○5　○4　○3　○2　○1
イベント原因	チェックボックス（複数選択可能）	○窒息/痰詰まり　○呼吸不全　○緊急性気胸 ○心筋梗塞/心筋虚血　○心不全　○不整脈　○その他の心原性ショック　○肺塞栓 ○心タンポナーデ　○大動脈解離・大動脈破裂 ○大量出血　○その他の循環血液量減少性ショック ○感染症/敗血症　○その他の血液分布異常性ショック ○脳血管障害　○代謝障害/電解質異常 ○低体温　○中毒　○外傷 ○上記以外（　　　　）　○VS 入力ミス　○原因不明
RRT 介入内容	チェックボックス（複数選択可能）	○バイタルサイン測定　○身体診察　○モニター装着 ○吸引　○酸素投与　○NPPV（導入，設定変更）　○IPPV（導入，設定変更） ○エコー　○採血（静脈）　○採血（動脈）　○採尿　○尿カテーテル挿入 ○静脈ライン挿入　○動脈ライン挿入　○PICC 挿入　○CVC 挿入 ○エアウェイ挿入　○気管挿管 ○輸液　○抗菌薬投与　○その他の薬剤投与 ○主治医への連絡　○コードステータスの調整　○その他（　　　　）　○なし
転帰	ラジオボタン	○病棟移動あり（GICU）　○病棟移動あり（EICU） ○病棟移動あり（CCU）　○病棟移動あり（NeuroICU） ○病棟移動なし　○死亡退院　○転院　○その他（　　　）
RRT 介入時のコードステータス	ラジオボタン	○FULL　○DNAR　○一部制限あり　○記載なし
RRT 介入後のコードステータス	ラジオボタン	○FULL　○DNAR　○一部制限あり
実施，診察内容の概略（患者状態，実施内容，主治医との連携内容，方針確認）	直接入力	

CCNR：critical care nurse round，CCU：冠疾患集中治療室，CVC：中心静脈カテーテル，DNAR：do-not-attempt-re-suscitation，EICU：救急集中治療室，GCS：Glasgow Coma Scale，GICU：総合集中治療室，IPPV：間欠的陽圧換気，NPPV：非侵襲的陽圧換気，PICC：末梢静脈挿入型中心静脈カテーテル，RRT：rapid response team，SpO_2：経皮的末梢動脈血酸素飽和度，VS：バイタルサイン，VSI：Visensia Safety Index

表2　電子カルテと紙の記録シートのメリット・デメリット

	メリット	デメリット
電子カルテ	データを自動的に収集できる 多職種でも情報を参照しやすい（アクセス可能な場合）	システムトラブルが起こるとアクセスできない レジストリ登録に必要なデータ形式での取り出しが院内で採用している電子カルテによっては不可能なことがある（レジストリにはCSV出力による登録が必要）
紙の記録シート	起動時からレジストリ登録までを1枚のシートで管理できる 対応中にもメモとして利用できる	シートの紛失や破損リスクがある レジストリの登録には手入力をする必要がある

CSV：comma separated values

データとして収集する項目は何か？

データ収集は施設全体における臨床的アウトカムや課題を明らかにするために行う。対応後の記録をもとに収集するデータの例を表3に示す。

表3　収集するデータの例

RRS起動情報		起動日時，病状増悪が発生した場所，起動者の職種，起動理由
患者情報		ID，氏名，年齢，性別，身長，体重 診断名（原疾患），診療科，入院/外来，併存疾患 既往歴，先天性心疾患の有無，病状増悪前のCPC
MET/RRT情報		チームの形態，スタッフ，活動形態（起動コールへの対応，ラウンド） 活動時刻（チーム到着時刻，介入終了時刻）
患者の状態	病状増悪前	バイタルサイン（呼吸回数，SpO$_2$，血圧，脈拍数，意識レベル，体温） ICU入室歴，入院中の手術歴および手術施行科 酸素投与の有無，鎮痛薬の投与および全身麻酔後24時間以内か否か 術後1週間以内か否か，コードステータス
	病状増悪時	バイタルサイン，心停止の有無 心停止の場合：予期せぬ心停止か否か，初期波形，心停止の目撃の有無，バイスタンダーCPRの有無，心停止確認時刻 病状増悪の原因病態
治療介入内容		MET/RRT介入時にすでに行われていた治療 MET/RRT介入時に行われた治療
患者の転帰		MET/RRT介入後のコードステータス MET/RRT介入直後の転帰 MET/RRT介入後の入院病棟（ICUなどのユニットか，一般病棟か） MET/RRT介入後24時間転帰 MET/RRT介入後28日転帰（28日時点で生存の場合：CPC） 予期せぬ心停止の有無 予期せぬ死亡の有無 ICU予定外入室の有無

CPC：Cerebral Performance Category，CPR：心肺蘇生，MET：medical emergency team，RRT：rapid response team，SpO$_2$：経皮的末梢動脈血酸素飽和度

Q データを収集する際のポイントは何か？

データを収集し，施設全体における臨床的なアウトカムを正確に測定するためには，起動時の記録に加え，1000入院あたりの重篤有害事象を算出する必要がある。入院患者総数（新入院患者数，延べ入院患者数）やICU予定外入退室の数など，起動時の記録では収集することのできないデータをもとに算出するため，事務スタッフや医療安全管理部門のスタッフとも協力し，データを収集する必要がある。

Q 記録の漏れを防ぐための工夫は何か？

バイタルサインの記載漏れに対する院内整備や教育

記録の漏れとして最も多いのは，バイタルサインの記載漏れである。medical emergency team（MET）が起動された患者を後向きに調査したところ，80%近くが1つ以上のバイタルサインの記載漏れがあった[1]。バイタルサインの記載漏れがあると，正確な振り返りができない場合がある。測定したバイタルサインを遅滞なく電子カルテへ入力するための院内整備や，入力ミスや漏れがないかを適切なタイミングでチェックし，患者の状態を正しく入力してもらうための教育が重要となる。

対応チームのスタッフなら誰でも記録できるようにしておく

RRSのデータを正しく分析したり，事後検証，臨床的アウトカムを出すためにも，対応チームのスタッフ（医師，看護師，その他の医療従事者）は記録の重要性について共通認識をもち，状況に応じて誰でも記録できるようにしておく。

将来的に望まれるテクノロジーを駆使した工夫

日本では，個人情報保護の観点から，外部のデバイスより電子カルテへ接続することが制限されている。一部の電子カルテシステムでは，外部デバイスからの情報の取り込みができるシステムが現在開発されている。

当院では，紙の記録シートや電子カルテなど，記録やデータ収集に使用する媒体が複数ある。そのため，データの収集やレジストリへの登録に多職種（看護師・救急救命士・医師事務作業補助者・医師）が協働することが不可欠となっている。今後はこれらの協働によって発生するミスや業務の負担を最小限にととど

めるためにも，起動時に対応ができるアプリケーションによる記録システムの導入，そして，アプリケーションから電子カルテやレジストリに直接取り込みができるようなシステムの開発が望まれる。

文　献

1. Chen J, Hillman K, Bellomo R, et al. The impact of introducing medical emergency team system on the documentations of vital signs. Resuscitation 2009；80：35-43. PMID：19010579

渡部　弥生

アウトカム

測定すべきアウトカム指標

ポイント
- RRSの4要素にはシステムの管理（指揮調整要素）と質改善（システム改善要素）の項目が含まれる。そのため，導入後，データ収集・解析をとおしてアウトカムを客観的に評価し，質の向上をはかることが求められる。
- アウトカムにはケア目標の設定を含む緩和ケアチームの介入，患者・患者家族によるRRS起動が及ぼす影響や効果，さらには患者・患者家族・医療従事者の満足度評価も考慮される。
- RRSは導入からの時期に応じて測定すべきアウトカムは変わる。
- 導入期には，実際に有害事象が発生した患者に注目し，RRSやコードブルーの起動件数，予期せぬ死亡・心停止や防ぎ得た死亡といったハードアウトカムに着目する。
- RRSが定着・成熟した段階では早期発見・早期介入を目指した全入院患者のモニタリング，さらにはRRSをとおしたより質の高い医療の実現を目指したアウトカム測定が必要となる。
- 今後，臨床研究で医療経済への影響やRRSのもたらす費用対効果について測定するのも興味深いテーマといえる。

Q なぜアウトカムの測定が必要なのか？

RRSには4つの要素が必要とされ[1]，その2要素は，RRSのシステム全体を見通し管理すること（指揮調整要素），そしてデータを収集・解析し質の向上をはかること（システム改善要素）である。要するに，RRSは導入して終わりではなく，導入後の効果を包括的に振り返り（デブリーフィング），質の担保・向上を継続的に目指すことが求められる。このプロセスを適切に行うことで，アウトカムや質の向上につなげることができる[2]。

振り返りのためにも客観的指標としてアウトカムを測定する必要がある。また，このデータの収集・解析（評価）そして内省することが，実は院内からの協力を得るためにも欠かすことができない要素となる。施設としても，アウトカムのないところへの支援はできないといえるだろう。データの解析結果をスタッフのみならず管理部門へフィードバックすることで，施設全体の取り組みへと拡大

させ，結果として RRS の定着につなげることができる。RRS 運営委員会は，この役割を担う組織として位置付けられる[*1]。

2022 年度の診療報酬改定で急性期充実体制加算が新設され，その算定要件として RRS が組み込まれた。求められる体制整備の要件として，「多職種からなる委員会の設置」や「必要な実績の記録」が示されている。この改定をきっかけに，全国で急速に RRS の導入が進んでいる一方，導入後の効果の評価が今のところ十分でない。何をもって RRS の効果を評価するのか，効果的であると示すのか，標準的な指標が必要であり，また強制的にアウトカムを出す必要があるといえる。仮に診療報酬が算定できない状況だったとしても，医療の質改善のためには本質的にはこのようにアウトカムを測定し評価することは必須となってくるだろう。今後，各施設は RRS の効果をモニタリングし，経時的なパフォーマンス（業績，性能，出来）を客観的に評価する必要がある。

Q 学会が推奨するアウトカムには何があるか？
米国集中治療医学会（SCCM）ガイドライン

2024 年，SCCM より ICU 外の重症化リスクのある患者ケアを改善させることに関するガイドラインが発表された[3]。このガイドラインには，病状増悪への「気づき」と「対応」に関して 8 つの推奨が記載されている（表 1）。

第一に，正確なバイタルサインの測定をすべきという基本的なことから始まり，rapid response team（RRT）/medical emergency team（MET）といった対応チームを施設全体で展開すべきであること，質改善のプロセスを"RRS"というシステムの一部に組み込むべきことが述べられている。その他，病棟スタッフ

表 1　米国集中治療医学会（SCCM）ガイドライン

①適切なタイミングかつ正確なバイタルサイン測定（GPS）
②すべての患者への持続モニタリングは推奨なし（不十分なデータ）
③病棟スタッフへの病状増悪に対する教育（条件付き推奨）
④患者・患者家族の何らかの懸念を起動基準に入れる（条件付き推奨）
⑤施設全体で起動基準に則った対応チームの展開（強い推奨）
⑥対応チームに関して，医師が主導すべきという推奨はなし
⑦A：対応チームに緩和ケアスタッフを入れることに関しては推奨なし
　B：対応チームは患者のケア目標を引き出し，希望を反映した治療計画を立てられる専門知識を有する（条件付き推奨）
⑧質改善を RRS の一部として組み込む（GPS）

1～4 が病状増悪への「気づき」，5～8 が増悪への「対応」に関する内容となっている。
GPS：Good Practice Statement
（文献 3 より）

[*1]　RRS 運営委員会については「RRS 運営委員会の役割」の章を参照。

表 2　国際 RRS 学会（iSRRS）声明文

RRS 評価のための質的指標 10 項目	カテゴリー
①一般病棟の心停止率 ②一般病棟の予期できた心停止率	臨床アウトカム
③適切なタイミングで一般病棟での評価が行われている率 ④適切なタイミングで集中治療が提供されている率	早期介入
⑤適切なケア目標の設定率	生活の質（QOL），Quality of Death
⑥患者・患者家族が起動可能か ⑦患者・患者家族による起動率	患者中心の医療
⑧病状増悪に対する医療安全文化醸成度	医療安全文化
⑨起動基準を満たした患者の入院日数* ⑩ICU 入室後の ICU 滞在日数	医療費

*　起動基準を満たしたタイミングから自宅，介護施設，ホスピス病棟への退院または死亡までの日数（ICU 滞在日数も含む）。
（文献 4 より抜粋。右列は筆者追加）

への教育，患者・患者家族の何らかの懸念を起動基準に入れるということ，そしてケア目標の設定について触れられている。

国際 RRS 学会（iSRRS）の声明文

2019 年に iSRRS より statement paper（声明文）が発表された[4]。こちらは，RRS の効果を測定し，質的に評価するための 10 の指標を掲げている（表 2）。

　一般的な心停止に関する項目に加え，適切なタイミングで評価・介入が行われているかという「早期介入」の観点や，SCCM ガイドライン同様，**患者・患者家族による RRS 起動，ケア目標の設定〔生活の質（QOL），Quality of Death〕，医療安全文化醸成や医療費削減といった経済面**についても触れられている。

Q　医療安全文化醸成，On-the-Job-Training，Quality of Death をどう測定するか？

医療安全文化醸成

RRS は，医療安全文化と非常に親和性の高いシステムといえる。院内急変，院内心停止・死亡は患者・患者家族にとって非常に大きい身体的・精神的損失になる。そのため，RRS をとおして医療安全文化を醸成し，医療の質を高めることは 1 つの命題といえる。

　起動基準を満たしているにもかかわらず，起動されるべき症例が起動されず不

幸な転帰をたどることがあるが，このような事例は mortality and morbidity（M&M）カンファレンス[*2]を行い，施設として再発予防に努める努力が必要となる。医療安全文化醸成の指標として，**M&M カンファレンスの件数，それと相関した RRS の起動件数，予期せぬ死亡や心停止の症例数**が挙げられるだろう。

On-the-Job-Training

RRS は，On-the-Job-Training の重要な場でもある。On-the-Job-Training とは，その仕事に熟達した上司や先輩が，不慣れな新人や若手に対して現場を実際にみせる，やらせる，フィードバックをするという実務のプロセスを経て必要な知識やスキルを身につけさせる教育方法である。RRS をとおして施設独自の問題を抽出し，それを現場にフィードバックすることで，教育の機会を提供し医療の質を高めることが可能である。例えば，振り返りのなかである特定の病棟においてバイタルサインの測定率や呼吸回数の測定率が低いといった問題や，患者の病状増悪を看護師が若手医師に報告したが何もなされず不幸な転帰をたどった症例が問題として抽出されるかもしれない。こういった事例を多面的に振り返り，適切にフィードバックすることは，看護師や若手医師の教育機会につながるため非常に有益である。場合によっては，特定の対象者（または当該病棟）に対して事例をとおしたシミュレーション教育を行う。こういった**教育や振り返りの学習検討会の実施回数・参加人数，参加者のアンケート調査による教育の効果**の測定も 1 つの指標となり得る。

Quality of Death

前述したとおり，2024 年の SCCM のガイドライン，2019 年の iSRRS の声明文にて「ケア目標の設定」について触れられている。RRS の起動がきっかけとなり，患者・患者家族の間でケア目標や理想のあり方について議論する機会を増やす可能性があり[5]，また do-not-attempt-resuscitation（DNAR）指示が新たに出される患者数が増加する可能性がある[6,7]。現に日本の RRS/院内心停止のオンラインレジストリの解析の結果，RRS が起動された患者の 5.6% で新規に DNAR 指示が出されたと Tsuji ら[8]が報告している。患者の痛み，ストレスへの対処や緩和ケア指示といった希望の文書化に寄与することもある[5]。RRS の介入が緩和ケアチーム介入のきっかけとなる可能性もあり，こういった症例の介入率（頻度）や具体的な介入内容をチェック項目で集計する。さらには 30 日後・90 日後に患者・患者家族，患者にかかわった医療従事者からアンケート調査をすることで，これらの人々の満足度を評価することも可能となろう。

[*2] M&M カンファレンスについては「RRS の院内への教育と定着」の章を参照。

今後RRSが及ぼす影響やその領域は，さらに拡大してくるものと考えられる。

Q 測定すべきアウトカムにはどのようなものがあるか？

測定すべきアウトカムは，RRSの導入からの時期に応じて変わってくると筆者は考える（図1）。聖マリアンナ医科大学病院（以下，当院）の15年にわたるRRSの歴史から測定すべきアウトカムを紐解いていきたい。

導入期

まずはRRSを根付かせることに着目する。つまり，1000入院あたりの**RRSやコードブルーの起動件数**，**予期せぬ死亡・心停止率**，**ICU予定外入室**といったハードアウトカムが，臨床的に意義のあるアウトカムである[1,9]。RRSが起動された患者の**長期予後**も評価の対象となろう。予期せぬ死亡のなかの**防ぎ得た死亡・心停止**についても，当院では収集をしている。これら防ぎ得た有害事象をゼロとすることは，RRSの導入期で目指すべき第一の目標である。

また，一般的に「1000入院あたり」の件数で議論する[1]ため，施設の全体像である総入院数や，総死亡数についても把握，記録しておく。そもそも振り返りの際，基本となる**バイタルサイン（特に呼吸回数）**が各病棟で適切に測定され記録されていたか，という点にスポットが当たることもある。実際，2024年のSCCMガイドラインでも，正確なバイタルサイン測定を第一に挙げている（表1）[3]。

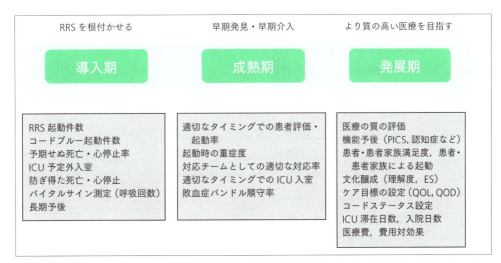

図1　測定すべきアウトカムの推移
ES：スタッフの満足度，PICS：集中治療後症候群，QOD：Quality of Death，QOL：生活の質

成熟期

RRS がある程度院内に定着してきたら，早期発見・早期介入を目標とし，これを評価する段階へ移る。具体的には，**適切なタイミングでの患者評価・起動率**，**起動時の重症度**〔sequential organ failure assessment（SOFA）スコアや各種早期警告スコア Early Warning Score（EWS）での評価が想定されるだろう〕，**対応チームとしての適切な対応率**，**適切なタイミングでの ICU 入室**，といったことが挙げられる。iSRRS の声明文には，起動基準を満たしたタイミングから「各施設で定められた基準時間内」に適切なチームに評価されているのか，そして，集中治療の適応となった段階から「6 時間以内」に ICU に入室されているのか，といったことが記載されている。各施設で RRS の状況も異なるため，実現可能なタイミングを設定し，評価することが望ましいと考えるが，一例として，EWS に準じたエスカレーションプロトコルを策定することも有用だろう[10]。また，予防という観点からは，**敗血症バンドルの順守率**にも着目する。

導入期では，実際に有害事象が発生した患者に注目しているのに対し，成熟期では入院患者全体に視野を拡大し，「適切なタイミングで適切な介入が行き届いているか」に着目し，評価する点が特徴的である。iSRRS の声明文で提唱されている 2 項目が適切なタイミング（早期介入）に関する項目である（表 2）[4]。実際，ICU 入室の遅れが死亡率の上昇や，さらには医療費増大をきたすことが報告されている[11]。その他，EWS を用いたエスカレーションプロトコルを使用し，プロトコルどおり進まず適切な対応がなされていない患者の死亡率や ICU 入室率が高いことが示されている[10]。

発展期

RRS が最終的に目指すところは，より質の高い医療の実現である。2024 年の SCCM のガイドライン，2019 年の iSRRS の声明文の双方で「**患者・患者家族による起動**」と「**ケア目標の設定**」について触れられている[3,4]。英国の国民保健サービス（NHS）では 2024 年 4 月より順次，全国の NHS 施設にて Martha's Rule を導入している[*3]。これは，患者の状態に懸念を感じた誰しもが 24 時間 365 日体制で，critical care outreach team（CCOT）による迅速な評価を受けることができる画期的な取り決めである。今後，こういった新しい取り組みを始める施設が国内外で増え，それに対する効果測定がされていくものと思われる。

また，RRS の起動や対応チームの介入をきっかけに**コードステータスが設定された**[6]，もしくはケア目標について議論される[12] こともあるだろう。こういった事例の割合や，取り組みに対する**患者・患者家族の満足度**，同様に**病棟のス**

＊3　Martha's Rule については「患者中心の医療を推進する RRS」の章を参照。

タッフ・RRS スタッフの満足度を（患者のニーズに応えられているという観点で）向上させる可能性もあるといえる[5, 9]。

RRS がベッド管理といった施設のロジスティクスに関与してくることも想定される。早期介入の結果として，**ICU 滞在日数や入院日数**を減少させる可能性や，この結果が**医療費削減**につながる可能性もあるだろう。**RRS そのものの費用対効果**についても評価されたい。スペインの報告では，RRS の導入により予期せぬ心停止や死亡が減少し，結果的に医療費削減につながる可能性を示している[13]（RRS の導入により，初年度で約 896,762 ユーロ，2〜5 年目にかけて約 1,588,579 ユーロの削減ができたと報告している）。

Q RRS によってハードアウトカムは改善するのか？

RRS 導入の効果についてはさまざまな研究がされている。RRS に関する唯一の大規模無作為化比較試験である 2005 年の MERIT study では RRS 導入群と非導入群を比較し，1000 入院あたりの院内心停止（1.31 vs. 1.64，$p=0.74$），予期せぬ死亡（1.06 vs. 1.18，$p=0.75$）や ICU 予定外入室（4.19 vs. 4.68，$p=0.60$）といったハードアウトカムを減らすことはできなかったとされる[14]。しかしこの研究の導入期間が 4 か月，観察期間が 6 か月しかなかったことは重大な限界である。加えて，RRS 非導入群にも心停止対応チームが存在し，このチームが対応チームと同等に機能していた可能性も指摘されており，この結果をもって RRS の効果がないと結論づけるには不十分だといえる。実際，多くの観察研究では，院内死亡や院内心停止を減らすことができたと示している。

また，2015 年にオランダの国家規模のプロジェクトで行われた研究[15] では，RRS の導入前後の比較にて有害事象（院内心停止，院内死亡や ICU 予定外入室）を改善させた〔修正オッズ比 0.85，95% 信頼区間（CI）0.73〜0.99〕。同年に報告されたメタ解析[16] でも，成人入院患者における院内死亡の減少（リスク比 0.87，95%CI 0.81〜0.95）と予期せぬ心停止（リスク比 0.65，95%CI 0.61〜0.70）の減少が示された。

Q 今後の臨床研究において RRS の何をアウトカムとすべきか？

ハードアウトカムに影響を与えるもの

院内死亡率，予期せぬ心停止率や ICU 予定外入室といったハードアウトカムについてはすでに各国から複数の報告がされている。しかし，適切なタイミングで

適切な介入がなされているか，全入院患者をモニタリングし RRS の質向上の結果として，これらハードアウトカムに及ぼす影響については報告がかぎられているので測定されるべきといえる。

終末期医療に影響を与えるもの

日本は経済協力開発機構（OECD）加盟国のなかでも最も高齢化が進む国である。RRS においても，高齢者にかぎらず終末期の患者に起動される例もしばしば見受けられる。今後の展望として，RRS をとおした質の高い終末期医療の実践，つまりコードステータスを含むケア目標設定への関与〔アドバンス・ケア・プランニング（ACP）〕や，緩和ケアチームの介入のきっかけとなることが想定される。

患者・患者家族・医療従事者の満足度，長期予後，RRS による費用対効果

患者・患者家族による RRS 起動が進んだ場合，これらをきっかけとした RRS 起動が及ぼす影響や効果の他，患者・患者家族，そして患者にかかわった医療従事者の満足度といったものの評価が必要となるだろう。

近年，ICU 入室中あるいは退室後に生じる身体障害，認知機能障害，精神障害を示す集中治療後症候群 post intensive care syndrome（PICS）についての研究が行われている[17]が，RRS が関与した患者の長期的な機能予後に関しても将来的な研究として興味深い。

さらには，膨れ上がる医療費のなかで，RRS による削減の効果や費用対効果についての研究も進めていくべきだと考える。

文　献

1. Devita MA, Bellomo R, Hillman K, et al. Findings of the first consensus conference on medical emergency teams. Crit Care Med 2006；34：2463-78. PMID：16878033
2. Vandegrift MA, Granata R, Totten VY, et al. Review of 20 years of continuous quality improvement of a rapid response system, at four institutions, to identify key process responsible for its success. Crit Care Explor 2021；3：e0448. PMID：34396140
3. Honarmand K, Wax RS, Penoyer D, et al. Society of Critical Care Medicine guidelines on recognizing and responding to clinical deterioration outside the ICU：2023. Crit Care Med 2024；52：314-30. PMID：38240510
4. Subbe CP, Bannard-Smith J, Bunch J, et al. Quality metrics for the evaluation of rapid response systems：proceedings from the third international consensus conference on rapid response systems. Resuscitation 2019；141：1-12. PMID：31129229
5. Vazquez R, Gheorghe C, Grigoriyan A, et al. Enhanced end-of-life care associated with deploying a rapid response team：a pilot study. J Hosp Med 2009；4：449-52. PMID：

19753581

6. Chen J, Flabouris A, Bellomo R, et al. The medical emergency team system and not-for-resuscitation orders：results from the MERIT study. Resuscitation 2008；79：391-7. PMID：18952354

7. Smith GB. Increased do not attempt resuscitation decision making in hospitals with a medical emergency teams system-cause and effect? Resuscitation 2008；79：346-7. PMID：19061784

8. Tsuji T, Sento Y, Nakanishi T, et al. Incidence and factors associated with newly implemented do-not-attempt-resuscitation orders among deteriorating patients after rapid response system activation：a retrospective observational study using a Japanese multicenter database. Acute Med Surg 2023；10：e870. PMID：37416895

9. Lyons PG, Edelson DP, Churpek MM. Rapid response systems. Resuscitation 2018；128：191-7. PMID：29777740

10. Seitz-Rasmussen HES, Føns-Sønderskov M, Kodal AM, et al. Improving patient outcomes following vital sign monitoring protocol failure：a retrospective cohort study. Health Sci Rep 2024；7：e1754. PMID：38698792

11. Young MP, Gooder VJ, McBride K, et al. Inpatient transfers to the intensive care unit：delays are associated with increased mortality and morbidity. J Gen Intern Med 2003；18：77-83. PMID：12542581

12. Smith RL, Hayashi VN, Lee YI, et al. The medical emergency team call：a sentinel event that triggers goals of care discussion. Crit Care Med 2014；42：322-7. PMID：23989179

13. Muñoz-Rojas G, García-Lorenzo B, Esteve D, et al. Implementing a rapid response system in a tertiary-care hospital. A cost-effectiveness study. J Clin Monit Comput 2022；36：1263-9. PMID：35460504

14. Hillman K, Chen J, Cretikos M, et al. Introduction of the medical emergency team （MET） system：a cluster-randomised controlled trial. Lancet 2005；365：2091-7. PMID：15964445

15. Ludikhuize J, Brunsveld-Reinders AH, Dijkgraaf MG, et al. Outcomes associated with the nationwide introduction of rapid response systems in the Netherlands. Crit Care Med 2015；43：2544-51. PMID：26317569

16. Maharaj R, Raffaele I, Wendon J. Rapid response systems：a systematic review and meta-analysis. Crit Care 2015；19：254. PMID：26070457

17. Hiser SL, Fatima A, Ali M, et al. Post-intensive care syndrome （PICS）：recent updates. J Intensive Care 2023；11：23. PMID：37221567

谷井 梨美

アウトカム

レジストリ参加の考慮

ポイント
- RRS/院内心停止オンラインレジストリは，RRS と院内心停止症例の学術的症例登録システムである。
- レジストリ参加により自施設の症例データ集積が促進され，自施設の医療の質向上にも貢献できる。
- 参加にあたって自施設のデータ収集法の構築，事務作業をする専任スタッフの配置が必要である。

Q RRS/院内心停止オンラインレジストリとは何か？

日本の RRS/院内心停止オンラインレジストリ（以下，レジストリ）は，日本の RRS と院内心停止の現状およびプロセス，アウトカムの情報を収集・分析し共有する学術的症例登録システムである[*1]。2012 年にレジストリ設立のための公的研究費を獲得，2014 年にレジストリの運用を開始した。2015 年に「日本院内救急検討委員会」が日本集中治療医学会 RRS 検討委員会と日本臨床救急医学会 患者安全推進委員会の合同委員会として発足してレジストリを運用し，現在は日本集中治療医学会が運用している。レジストリは RRS だけでなく院内心停止症例も登録することができ，RRS のアウトカム指標である予期せぬ院内心停止，予期せぬ院内死亡のデータを収集可能である。

目的

レジストリの目的は，①RRS の浸透と質の向上により院内心停止を減少し地域社会に質の高い医療の提供をはかること，②医療の質向上のために世界に発信する臨床研究を行うこと，である。

---

*1　日本院内救急検討委員会，レジストリ（In-Hospital Emergency Registry in Japan）.《https://www.ihecj.jp/registry》（2024 年 4 月 21 日閲覧）

参加施設

参加施設は 2024 年 4 月時点で RRS レジストリ 73 施設，院内心停止レジストリ 47 施設であり，2014 年以降，17124 例が登録されている。2022 年度の診療報酬改定で新設された急性期充実体制加算 1 により RRS を導入する施設が増加したが，2024 年度の改定で急性期充実体制加算 1 が 2 と分かれたことにより，より幅広い急性期病院で RRS が普及すると予想される。レジストリ参加施設がさらに増加することにより，日本の院内救急や医療安全の現状をより忠実に反映したデータが集積されると期待される。

Q レジストリに参加するメリットは？
自施設のデータ収集効率化とフィードバックへの活用

RRS の導入にこぎつけても，忙しい日常診療のなか，ただ起動を受けて対応しているだけでは，自分たちの活動がどれくらい患者やスタッフの安全に貢献しているのか評価することは難しい。個々の症例について振り返る（デブリーフィングする）機会をもつこと，自施設のデータを俯瞰し特徴や改善点を指摘することの両面から RRS をよりよいものにしていく積み重ねが必要である。

データ収集の効率化

実は，レジストリ参加自体が自施設のデータを適切に効率よく集めるために有益である。レジストリの症例登録フォームには，基本項目 19，RRS 12，院内心停止 28 の入力項目がある。RRS を運用しているだけでは意識して収集することなく，漏れてしまうデータもある。レジストリへの症例登録を準備する過程で，必然的に自施設のデータ収集法について検討する機会ができる。

フィードバックへの活用

レジストリに登録した自施設データは，院内の RRS 運営委員会や，急性期充実体制加算の算定要件で年 2 回の開催が義務付けられている院内講習会などでスタッフへフィードバックする際に活用できる。急性期充実体制加算の届出に必要な実績報告をする際にも使用できる。またレジストリ参加により，日本院内救急検討委員会より年に一度発行される RRS News で他施設の RRS に関するデータが得られ，自施設と比較することで RRS の質を改善させる取り組みにつなげることができる。管理部門から病院管理側に対してシステム改善やスタッフ増員などの要望を出す際の根拠にもなる。

レジストリの多施設症例データを用いた臨床研究

レジストリ参加後，しかるべき手続きを経れば，レジストリに登録された多施設データを用いた臨床研究が行える[2]。すでにレジストリを使用した複数の臨床研究が報告されている[3]。レジストリから質のよい臨床研究を発信することにより，自施設や日本に止まらず世界の医療の質を向上させ，真に質のよい医療が実現できると期待される。

Q レジストリに参加するにはどうすればよいか？

レジストリ参加へのプロセスは，日本院内救急検討委員会のウェブサイトに記載されている。参加を申請する施設は，①レジストリの事務局に申請フォームを送り，施設パスワードを取得する，②自施設の倫理審査委員会にレジストリの参加を申請し，承認が下りたら UMIN-ID を取得し症例登録を開始する。倫理審査については 2023 年度より中央一括審査が採用されており，代表機関である聖マリアンナ医科大学病院での中央一括審査により自施設での手続きが簡略化できる。

Q 参加にあたり考慮すべきポイントは？

レジストリ参加にあたり考慮すべきポイントは，以下の 2 点である。徳島県立中央病院（以下，当院）も検討を重ね，ようやく順調に症例登録が行えるようになってきたところである。

データを収集・管理するために記録シートを用いる

レジストリへ症例登録するために収集すべき項目は少なくない。後向きにカルテよりすべての項目を収集しながら，レジストリへ直接データ入力することは膨大な時間がかかるため不可能に近い。そのため収集すべき項目を網羅した記録シートを用いて，レジストリに入力する前に院内でデータを管理することが望ましい。自施設の記録シートの完成度が高いとレジストリへの症例登録が円滑になる。記録シートは自施設で作成するか，聖マリアンナ医科大学病院で使用しているサンプル（130 ページの図 1 参照）が，日本院内救急検討委員会のウェブサイトで公開されているので活用するとよい。

---

[2] 日本院内救急検討委員会．レジストリ運用規則・細則.《https://www.ihecj.jp/registry/reg3》（2024 年 4 月 21 日閲覧）

[3] 日本院内救急検討委員会．業績.《https://www.ihecj.jp/study/study5/study5-1》（2024 年 4 月 21 日閲覧）

また近年はRRS支援機能を備えたプラットフォームが製品化されている。当院ではTXP Medical社のNEXT Stage ER[*4]を利用している。

データ入力・管理作業を分業する

　記録シートへの記入からレジストリへのデータ登録までを診療スタッフだけで担うことは，診療時間を奪い業務時間を増やすため推奨しない。事務スタッフの協力が必須で，当院では医師事務作業補助者 doctor's assistant（DA）が担っている。必要なデータは，患者基本情報，イベント前情報，RRS起動時のデータ，転帰〔Cerebral Performance Category（CPC）〕など，収集するタイミングが異なるため，誰が，いつ，何を入力するかを分担しておくとよい。またRRS起動時に収集できるデータは，対応チームのスタッフがリアルタイムに記録シートへ記入できる運用が望ましい。当院では基本的に記録シートへの記入を診療スタッフが行い，記載漏れのチェックと回収をDAが担い，医師の最終確認後にDAがレジストリへデータ入力している（図1）。

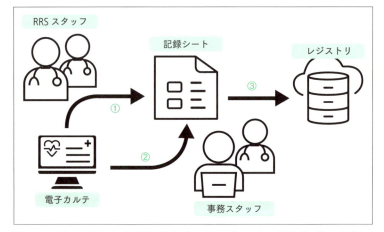

図1　RRS起動から症例登録までのデータ入力・管理作業の分業
①RRS起動時に担当した対応チームのスタッフが可能なかぎりリアルタイムに必要な項目を記録シートへ記入する。
②事務スタッフが記録シートの記載漏れをチェックし，電子カルテから値を記入する。
③担当医師の最終確認後，事務スタッフが記録シートの内容をレジストリへ入力する。

中瀧　恵実子・川下　陽一郎

[*4]　TXP Medical. NEXT Stage ER.《https://txpmedical.jp/service/next-stage-er/》（2024年4月23日閲覧）

Part 3

運用例

運用例 1
千葉大学医学部附属病院

病床数		850 床
対応チームタイプ		MET（救急科医師 1 名以上，救命救急センター看護師，臨床工学技士） CCOT
運用時間		24 時間 365 日
起動方法		PHS（起動内容は救命救急センターおよび ICU にリアルタイムで共有される）
起動基準		シングルパラメーター
コードブルーとの関係		なし
ICU 管理者		救急科
既存システムとの連携		なし
起動件数	導入年	82 件（1000 入院あたり 4.9 件）
	3 年後	136 件（1000 入院あたり 7.5 件）
	5 年後	152 件（1000 入院あたり 7.8 件）
	10 年後	544 件*（1000 入院あたり 26.8 件）
運営委員会		月 1 回，MET ワーキンググループ（重症系ユニット運営委員会の下部組織）
委員会の評価項目		RRS 起動件数，心停止数，死亡数，ICU 入室数，小児（16 歳未満）症例数，起動場所
問題症例のフィードバック方法		全スタッフ向け医療安全セミナーなどでの事例紹介

* うち critical care outreach team（CCOT）による対応件数は 269 件。
MET：medical emergency team

▶取り組み

当院では 2012 年より medical emergency team（MET）を発足し RRS の活動を開始した。加えて 2019 年からは critical care outreach team（CCOT）の運用を開始している。

当院では，MET 発足以前から院内急変が発生した際には不特定多数の医師が

呼ばれるのではなく，救急科・集中治療部（以下，「救急科」）に直接対応要請がされていた。そのためいわゆる「コードブルー」の運用はなく，24時間365日体制で，あらゆる急変対応をMETが担っている。出動範囲は，院内にとどまらず，施設がある千葉大学亥鼻キャンパス内すべてを対象としている。METは救急科医師1名以上，救命救急センター看護師に加え，状況に応じて臨床工学技士も対応する。METの起動は救急科医師が持つPHSへの連絡（以下，METコール）としており，METコールの通話内容は救命救急センターおよびICUに設置されているスピーカーを通じてリアルタイムで共有される。これは，MET対応の結果としてICU入室となる場合の円滑な情報共有にも有効と考えている。

　当院の起動基準は，①突然の卒倒，②意識消失，③呼吸困難，④窒息など緊急的に気道確保を要する場合，⑤ショック，⑥心停止，⑦高エネルギー事故（転落など），⑧発生現場スタッフのみでは救急対応処置が不十分な場合，⑨その他発見者が必要と判断した場合，のシングルパラメーターとしているが，具体的なバイタルサインの数値を定めていない。また「緊急度が高いかもしれない」「緊急度が高いかどうか判断がつかない」など，何らかの懸念でも起動可能としている。いずれも起動者が迅速かつ容易に起動できるように設定したものである。

　早い段階でMETを起動することの重要性を周知してきたこともあり，起動件数は2012年度の82件から，2022年度には275件と増加し，CCOTによる対応と合計するとRRSとして1000入院あたり26.8件となった。これは，RRSが有効に機能している施設であることの1つの指標とされている1000入院あたり25件の起動件数[1] を上回るものである。

▶今後の課題

現在，当院が課題として取り組んでいるのが，対象患者の拡大である。早い段階での起動を促してはいるもののMETはあくまで急変時の対応チームという位置付けである。また現在のところ当院のCCOTはICU退室患者のみを対象としているため，それ以外の入院患者に対応するRRSの枠組みが現在は存在しない。今後は，各病棟からの起動（相談）に対応し，基本的な初期対応やトリアージを実施したうえで，必要に応じてMETコールを行うようなRRSの取り組みを進めていきたいと考えている。

文　献
1. Jones D, Bellomo R, Devita MA. Effectiveness of the medical emergency team：the importance of dose. Crit Care 2009；13：313-7. PMID：19825203

富田　啓介

運用例2
北里大学病院

病床数		1135 床
対応チームタイプ		RRT〔集中治療医と RST・RRT 室スタッフと GICU 看護師（認定者のみ）〕
運用時間		24 時間 365 日
起動方法		PHS
起動基準		独自の起動基準（シングルパラメーター）
コードブルーとの関係		別系統（出動スタッフは混同していない）
ICU 管理者		集中治療医（麻酔科）のセミクローズド ICU
既存システムとの連携		RST の病棟ラウンドとは兼業
起動件数	導入年	108 件（1000 入院あたり 4.9 件）
	3 年後	194 件（1000 入院あたり 12.9 件）
	5 年後	486 件（1000 入院あたり 22.4 件）
	10 年後	971 件（1000 入院あたり 38.3 件）
運営委員会		月 1 回，RRS 会議（RST・RRT 室主催，他に GICU，救命救急・災害医療センター，医療安全推進室を中心に組織）
委員会の評価項目（毎月の評価）		起動件数，出動現場での気管挿管数，出動現場での心肺蘇生数，コードブルー件数，防ぎ得た心停止数，1000 入院あたりの起動件数，RRT 対応後の ICU 緊急入室数，1000 入院あたりの予期せぬ心停止数，1000 入院あたりの予期せぬ死亡数
問題症例のフィードバック方法		RRS に関連する問題は RRS 会議 院内の問題症例は医療安全推進室主催事例検討会

GICU：集中治療センター，RRT：rapid response team，RST：respiratory support team

▶取り組みと経験してきた課題

当院では 2011 年 7 月から RRS の運用を開始し，2024 年時点で 13 年が経過する。RRS は運用開始から成熟過程において問題解決をしながら文化の変遷を経るため，常に課題と向き合うことが重要である。当院で経験してきた課題の一部と実際の向き合い方を紹介する。

①起動件数と質

当院はシングルパラメーターを採用し PHS による起動で，近年では安定的に年間 1000 件の起動件数がある。しかし，運用開始当初から多くの起動件数があったわけではない。特に 1000 入院あたり 25 件の起動件数を超えるようになるまでは，起動件数を増やすことに重視した教育・普及活動を行ってきた。現在では起動件数のみならず，起動の質を重視した教育活動を行っている。当院では RRS の最終目標は病棟のナーシングケアのレベルが上がることと考え，RRS の起動をとおして起動者やその病棟スタッフのフィジカルアセスメントや病態理解のレベルが上がるように rapid response team（RRT）が教育的にかかわっている。結果として病棟内での問題解決能力が向上し，その一方で無理をしない研ぎ澄まされた起動が増加した病棟もある。

②対応チームの質担保

RRS を長く運用すると，RRT として対応するスタッフの交代が起こるため，新しいスタッフへの教育によるチームの質担保が必要である。当院では Off-the-Job-Training で高い効果を上げる方法が未開拓であり，ベテランスタッフが新しいスタッフと同時に出動し，起動症例ごとに介入に対するフィードバックを行うことで新しいスタッフのレベル向上をはかっている。

③システムの変更

運用開始後，長期間が経過すると，その時期によってシステムの変更が必要なことがある。当院では過去に 2 度起動基準の内容を変更したが，準備に多くの時間を費やし，患者の安全に支障のないよう変更後の混乱にも対策が必要なので施設全体がかかわる大作業となった。また，本来は RRS の対応範囲ではない外来からの起動が一定数あったことを受け，外来重症患者に対する診療システムが構築されたが，運用に至るまで 1 年以上の年月を要した。いずれにしても RRS は定着すればするほど，システムを変更するのは施設全体の混乱をまねきリスクとなる認識が必要である。変更は進化していくために重要であるため，施設全体への影響をふまえたうえで，時間をかけて変更していく必要があると感じる。

小池 朋孝

運用例3
神戸市立医療センター
中央市民病院

病床数	768 床
対応チームタイプ	MET，2 段階方式（1 段階目：内科医，2 段階目：集中治療医）
運用時間	24 時間 365 日
起動方法	院内専用携帯電話
起動基準	シングルパラメーター
コードブルーとの関係	なし
ICU 管理者	麻酔科・救急科のクローズド ICU
既存システムとの連携	なし
起動件数	導入年	29 件（1000 入院あたり 1.6 件）
	3 年後	72 件（1000 入院あたり 3.3 件）
	5 年後	98 件（1000 入院あたり 4.1 件）
	10 年後	108 件（1000 入院あたり 5.4 件）
運営委員会	月 1 回，RRS チーム会（医療安全管理室の下部組織）
委員会の評価項目	RRS 起動件数，RRS 起動基準別件数，院内心停止数
問題症例のフィードバック方法	RRS チーム会で問題症例を抽出し，振り返る

MET：medical emergency team

▶取り組み

　当院は 2012 年に一部の部署で RRS を導入してから，2015 年までに対象を全部署に拡大し RRS を運用している。RRS 発足以来，患者の安全管理および医療従事者の教育，チーム医療の質向上に重要な役割を果たしている。

　当院の RRS 対応チームは，「2 段階方式」（two-tier システム）の medical emergency team（MET）を採用している。two-tier システムとは，平日日勤帯に RRS が起動された場合，まず 1 段階目として対応チームへの参加を希望する内科医によるチームが対応にあたり（病院長により任命），気道にかかわる問題

や高い重症度が確認された場合などは，内科医より2段階目として集中治療医に応援が要請され一緒に対応するシステムである（平日夜間・休日に関しては1段階目がなく，初めから2段階目の集中治療医が対応にあたる）。two-tierシステムを採用することで集中治療医の人員が十分でなくとも，集中治療医を含めたMETを構築することが可能となっている。

当院の起動基準はシングルパラメーターであり，勤務するスタッフなら誰でもRRSを起動することが可能である。起動基準は呼吸回数，収縮期血圧，心拍数，経皮的末梢動脈血酸素飽和度（SpO_2）の急激な変化や，尿量減少，意識障害，片麻痺，共同偏視，痙攣などの症状および「スタッフによる何らかの懸念」としている。

システム改善要素および指揮調整要素として多職種のコアスタッフにより構成されるRRSチーム会と，各病棟の看護師（RRSリンクナース）により構成されるRRSリンクナース会を設置している。また，当院では医療安全管理室においてすべてのRRS起動症例を集計している。RRSチーム会は月1回開催され，RRS起動症例のうち問題症例の把握および多職種による検討を行い，RRSの質改善を行っている。RRSチーム会の下部組織であるRRSリンクナース会も月1回開催され，30人程度が参加している。リンクナース会のコアスタッフによる司会のもと，フィードバックや情報共有が必要と思われる症例を共有している。その後，リンクナースが各病棟に持ち帰り病棟内で情報を共有し周知するようにしている。

RRSにかかわる人員確保として平日日勤帯の対応チームを担当する内科医は随時募集を行い，実際に対応チームに入る前にシミュレーション教育を実施している。

▶今後の課題

導入から10年以上が経過しているが，RRS起動件数は年間150件程度にとどまっており，RRS起動時の患者の重症度が高いことが多い。起動件数の増加およびより早期からRRSの介入が必要と考えられ，RRSの起動基準の変更および現在のtwo-tierシステムの下に早期警告スコアEarly Warning Score（EWS）による評価を用いた看護師主体のrapid response team（RRT）を配置する「3段階方式」（three-tierシステム）への移行を検討している。

桂 欣宏・瀬尾 龍太郎

運用例4
聖マリアンナ医科大学病院

病床数		955 床
対応チームタイプ		MET（救急科・集中治療部の医師・看護師） RRT（診療看護師中心） ※両者は密に連携している
運用時間		24 時間 365 日
起動方法		PHS
起動基準		シングルパラメーターによる受動的起動（MET） マルチパラメーターを活用した能動的起動（RRT）
コードブルーとの関係		MET が出動
ICU 管理者		救急科（集中治療部）のクローズド ICU
既存システムとの連携		認定・専門看護師による CCOT との連携あり
起動件数	導入年	20 件（1000 入院あたり 1〜2 件）
	3 年後	50 件（1000 入院あたり 2〜3 件）
	5 年後	120 件（1000 入院あたり 3〜6 件）
	10 年後*	180 件（1000 入院あたり 8〜9 件）
運営委員会		月 1 回（医療安全管理室の下部組織）
委員会の評価項目		RRS 起動件数，コードブルー件数，予期せぬ ICU 入室数，予期せぬ院 内心停止数，予期せぬ死亡数，防ぎ得た死亡数
問題症例のフィードバック		RRS 運営委員会で問題症例の抽出・コードブルー症例を振り返る 医療安全管理室を通じて各部署へ 必要時は mortality and morbidity（M&M）カンファレンスを開催

* rapid response team（RRT）導入後の現在は medical emergency team（MET）と RRT の件数を
合わせて，1000 入院あたり 50〜60 件以上の起動件数がある。
CCOT：critical care outreach team

▶取り組み

　　当院では 2010 年に RRS を導入し，シングルパラメーターによる PHS での
medical emergency team（MET，救急科・集中治療部の医師・看護師から構成）
起動を中心に RRS を発展させてきた。月 1 回の RRS 運営委員会をとおして，

RRS 体制の見直しや院内周知，mortality and morbidity（M&M）カンファレンスの開催や各組織へのフィードバックなどの地道な活動により，経年的に起動件数は増加した．しかし，海外の文献[1]上必要とされる 1000 入院あたり 25 件程度の起動件数には到達せず，早期介入による転帰改善の可能性を見込んで，2018 年度からは診療看護師（NP）による rapid response team（RRT）を RRS に参画させた．また，後述する既存の critical care outreach team（CCOT）との連携強化・協働によって，現在では **CCOT-RRT-MET の 3 段階方式（three-tier システム）からなる院内急変・重症化予防のシステム**を構築した（図 1）．特に，CCOT と RRT は MET を要するレベルの患者の重症化や急変，予期せぬ院内心停止を未然に防ぐことを目的とし，相談を受ける「受動的」な活動のみならず，積極的にラウンド・出動する「能動的」な活動体制をとる．これにより RRS 起動件数は飛躍的に増加した．

　当院の CCOT は 1999 年より認定・専門看護師が行っていた全病棟のラウンドシステムを基盤とし，主に看護ケアの視点からさまざまな介入をしている．また，ラウンド時に重症化リスクの高い患者や懸念のある患者を，早期警告スコア Early Warning Score（EWS）や病棟の看護師から拾い上げ，必要に応じて RRT や MET につなげる役割も担う．RRT は NP が担い，かつては当院独自の早期警告スコア（Marianna-EWS）を，現在は機械学習にもとづくスコアである Visensia Safety Index（VSI）を用いて全入院患者をスクリーニングし，高リスク患者に対して積極的に起動，必要に応じて介入する体制をとる．RRT 導入当初は，担当 NP 1 人が高リスク患者をカルテレビュー，必要時ラウンドする体制をとっていたが，現在は診療科・病棟ごとに担当 NP を配置し，リンクナースとしての役割も担っている．

　これら CCOT と RRT の活動を基盤とし，対応しきれない重症症例を医師主

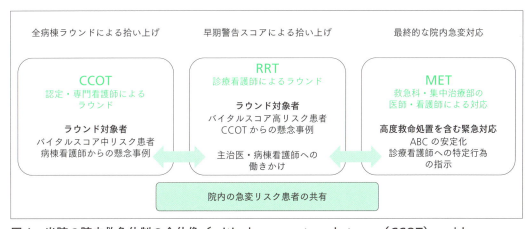

図 1　当院の院内救急体制の全体像〔critical care outreach team（CCOT）-rapid response team（RRT）-medical emergency team（MET）の 3 段階方式）〕

導の MET がカバーし，高度な医療行為を伴う介入から，主治医との調整や ICU
入室判断，診療看護師への特定行為の指示まで，RRS の活動全体における最終
的なバックアップ機能を務めている。

▶今後の課題

現在の課題として，まず基盤となる RRT・CCOT がいずれも平日日勤帯のみの
運用であり，夜間・休日まではカバーされていないことが挙げられる。RRT の
介入により，平日日勤帯の MET レベルの高度な医療介入を要する重症症例の発
生や，病状増悪が見過ごされている症例は抑えられている一方，問題となる症例
は夜間・休日に多い傾向にある。また，これらの新しい体制に対する評価がいま
だ明確にはできていない点が挙げられる。

文　献

1. Jones D, Bellomo R, Devita MA. Effectiveness of the medical emergency team：the im-
portance of dose. Crit Care 2009；13：313-7. PMID：19825203

谷井　梨美

運用例 5
南部徳洲会病院

病床数		357 床
対応チームタイプ		RRT（ICU 看護師，主治医，当直医，研修医，臨床工学技士，薬剤師が状況に応じて即席チームを編成），CCOT（ICU 看護師）
運用時間		24 時間 365 日
起動方法		電子カルテのバイタルサイン入力によるアラート ICU 看護師が持つ院内専用携帯電話への電話
起動基準		早期警告スコア（NEWS）
コードブルーとの関係		なし
ICU 管理者		各科主治医のオープン ICU
既存システムとの連携		当直医との連携
起動件数	導入年(2014 年)	178 件（1000 入院あたり 25.3 件）
	3 年後(2017 年)	172 件（1000 入院あたり 21.2 件）
	5 年後(2019 年)*	246 件（1000 入院あたり 31.0 件）
	8 年後(2022 年)	387 件（1000 入院あたり 49.1 件）**
運営委員会		月 1 回，RRT ミーティング（QI 委員会・医療安全委員会の下部組織）
委員会の評価項目		RRS 起動件数（WZ 到達数），ICU を除くすべての心肺蘇生の実施数
問題症例のフィードバック方法		RRT ミーティングで問題症例を抽出 ICU・病棟合同カンファレンス（ICU 看護師主導・随時開催）で振り返る

* 2019 年 9 月 に modified Early Warning Score（MEWS）か ら National Early Warning Score（NEWS）へ変更。
** 起動件数の増加は患者層の変化（重症化）によるものである。
RRT：rapid response team, CCOT：critical care outreach team, QI：quality Improvement,
WZ：Warning Zone

▶当院の状況

　沖縄県にある当院は 357 床，年間救急搬送件数 6007 件の急性期病院である。医師が少なく，集中治療科専門医 0 人，救急科専門医 5 人（他科兼任含む），麻酔科専門医 2 人（麻酔のみ，ICU 勤務なし），と RRS 構築には無理があるといわ

ざるを得ない。しかし24時間365日体制で運用され，RRS起動件数は1000入院あたり49.1件を可能にしている。その不可思議な「からくり」とは。

▶取り組み

National Early Warning Score（NEWS）-RRS

筆者前任地の沖縄県にある中部徳洲会病院にて，2012年よりmodified Early Warning Score（MEWS）を採用，MEWSを用いたRRS（MEWS-RRS）を起動することで予期せぬ院内心停止が減少すると，国内初の報告をした[1, 2]。当院も2014年にMEWS-RRSを導入し，2019年9月，NEWS-RRSへ変更した（図1）。

①病棟看護師が電子カルテにバイタルサインを入力すると[*1]，②自動的にNEWSを算出，③RRSを起動すべきスコアWarning Zone（WZ）であれば自動的にアラートが表示される。④アラートを受けた病棟看護師は，⑤ICU看護師に電話し，RRSを起動。⑥ICU看護師は病棟看護師とともに，患者対応する。⑦必要に応じて，ICU看護師は医師・臨床工学技士・薬剤師に連絡し，⑧即席チーム〔＝rapid response team（RRT）〕を編成し迅速対応を行う。⑨集中治療が必要な場合はICUへ入室。⑩コードステータスがdo-not-attempt-resuscitation（DNAR）となりRRS対象から外れることもある。⑪病棟滞在の場合，⑫

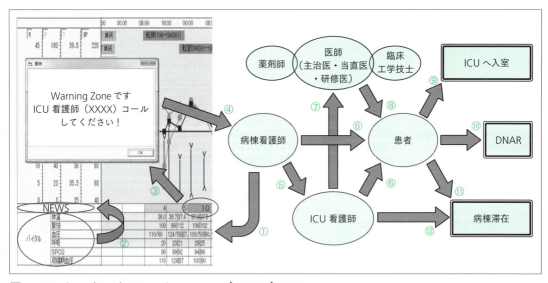

図1 National Early Warning Score（NEWS）-RRS
DNAR：do-not-attempt-resuscitation

[*1] 測定頻度は患者の状態が落ち着いている大部屋で1日3回，リハビリテーション病棟で1日1回，ハイケアユニット（HCU）などで1〜3時間に1回，病状が悪ければさらに高頻度で測定する。

ICU 看護師で構成される critical care outreach team（CCOT）にて継続的にラウンドする。

ポイント

■起動者教育が不要

看護師が気づき，助けを呼ぶための起動者教育は時間や労力がかかり困難とされ，RRS 起動の最大の障害でもある。当院のシステムでは，電子カルテが WZ であることを知らせ，次に何をすべきか（ICU 看護師へ電話）を指示するため，たとえ新人看護師であっても RRS 起動が可能である。つまり起動者教育が不要である。

■起動件数の調整が可能

RRS 起動は本システム導入後すぐに得られるため，徐々に RRS が浸透・成熟し起動件数が増えていく，という現象はない。起動件数は WZ を何点以上にするかで調整が可能である。当院では NEWS 10 点以上で設定し，2022 年には起動件数 1000 入院あたり 49.1 件を実現している。WZ の点数を下げれば起動件数は多くなる。最適な起動件数が得られるスコアは施設によって異なる（患者層が違う）と考えられ，各施設での「至適スコアの設定」が必要であろう。

■即席チームで対応

患者対応は ICU 看護師主体である。病状により医師に介入を依頼し，人工呼吸器管理中であれば臨床工学技士を呼び，投薬に関して薬剤師の助言を仰ぐなど，病状に合わせた「即席チームを編成」している。これにより人的資源に乏しい当院でも 24 時間 365 日体制の運用を可能としている。

■評価項目は「ICU を除くすべての心肺蘇生の実施数」のみ

アウトカムは，ICU を除くすべての心肺蘇生の実施数としている。予期された心停止に対する心肺蘇生の実施〔アドバンス・ケア・プランニング（ACP）不十分な末期癌など〕であるか，症例ごとの検証は行わず，これを除いていない。当院は RRS の目的の 1 つとして，「不幸な心肺蘇生を減らしたい」という思いがある。WZ に到達することは，患者・患者家族と ACP を行うきっかけとなり，コードステータスの再考を促すことで，不幸な心肺蘇生が減少し，アウトカムが改善する。また予期せぬ死亡であるかについても事後検証していない。自己心拍再開後の予期せぬ気管切開・遷延性意識障害も不幸なアウトカムで，これらの総数は，予期せぬ心肺蘇生が減れば必然的に減るであろう。したがって，評価項目は ICU を除くすべての心肺蘇生の実施数のみとし，アウトカムの算出に事後検証を要さない。

▶今後の課題

NEWS-RRS は，起動者（主に看護師）教育を行わなくても，RRS が起動できる利点がある。しかしながら，「今」勤務しているスタッフによる即席チームで対応するため，対応する看護師・医師などの経験不足により，適切な患者対応ができていない可能性は否めない。より RRS の効果を向上（予期せぬ心肺蘇生を減少）させるためには，集中治療専門医などを含めた RRT の編成が望ましいと考えている。

文　献

1. Nishijima I, Oyadomari S, Maedomari S, et al. Use of a modified early warning score system to reduce the rate of in-hospital cardiac arrest. J Intensive Care 2016；4：12. PMID：26865981
2. 西島 功, 小畑慎也, 小山 淳ほか. 修正早期警戒スコア（MEWS）による患者急変予知は，迅速対応システム（RRS）の起動件数を適正にし，かつ院内心停止を減少させる. 日臨救急医会誌 2017；20：534-8.

西島 功

Part **4**

RRS 導入後に
まつわる問題と
その解決方法

RRS の導入に
反対するスタッフがいる

ポイント
- RRS のスタッフにとってノンテクニカルスキルはきわめて重要なスキルである。
- RRS のスタッフは主治医とコミュニケーションをとり，意見の相違を解消する。そのためにも日々の診療でのコミュニケーションが重要である。
- 看護師との良好な関係を構築するためにも，思いやりのない発言は慎む。関係構築のために，RRS のラウンドにリンクナースが参加することは有益である。
- 病院管理者のサポートを得ることが重要であり，医療の質向上や医療費削減といった RRS の有用性を伝えるのは後押しになる。
- RRS の有用性を知ってもらうためのアプローチとして，ラウンドでの啓発，働き方改革の一環，振り返り（デブリーフィング）での医療安全の質向上による取り組みが挙げられる。

▶岡山済生会総合病院の状況

岡山済生会総合病院（以下，当院）では 2016 年から RRS を導入しており，院内の医療安全に貢献している。約 470 床の二次救急病院であり，救急医・集中治療医も少人数である。そのため，RRS は施設全体で，多くの診療科や職種と連携して取り組んでいる。

本章では，RRS の導入に反対するスタッフに対する対応方法について，当院での経験にもとづいて述べる。この分野にはあまりエビデンスがないかもしれないが，実践で役立つ内容を提供したい。

▶ノンテクニカルスキル

ノンテクニカルスキル（表 1）は対応チームのスタッフだけでなく，RRS を導入するコアスタッフにとってもきわめて重要なスキルである[1]。

ノンテクニカルスキルとは，状況把握，コミュニケーション，チークワーク，リーダーシップ，意思決定などを包括的に表した用語である[2]。心停止患者の蘇生率向上にノンテクニカルスキルが寄与する[3] として，欧州蘇生協議会（ERC）の

表1　ノンテクニカルスキルの具体例

ノンテクニカルスキル	具体例
状況把握	急変の評価をする 患者の病状を把握する カルテから既往歴などの情報を収集する
コミュニケーション	「ありがとうございます」「助かります」などの声かけをする 主治医から患者の治療方針を傾聴する 病棟看護師の不安を傾聴する 主治医に報告をする 雰囲気づくりをする 共通認識を確立する
チームワーク	各職種の専門性を把握する 役割分担をする 引き継ぎを行う
リーダーシップ	適確な指示をする 主治医や病棟看護師の支援をする
意思決定	患者・患者家族にインフォームド・コンセントを行う 治療方針の決定と情報共有をする
マネジメント	各診療科との調整をする カテーテル室や手術室を使用する時間帯の調整をする 病院間転送を行う ICU 入室を調整する
相互支援	患者擁護と治療の問題点を主張する 主治医から患者の治療方針を傾聴する

ガイドラインでも，ノンテクニカルスキルのトレーニングが推奨されている[4]。

同様に，RRS で患者急変に対応する際にノンテクニカルスキルの有用性が示唆されており，トレーニングし，習得すべきスキルである[1]。RRS は組織横断的な取り組みであり，さまざまな診療科，病棟スタッフ，病院関係者が関与するため，特にノンテクニカルスキルの重要性が強調されている。以下に述べることは，至極当たり前のことではあるが，少しでも RRS スタッフのチームワークが乱れることがあれば，RRS に反対するスタッフからの信頼を得ることは難しい。

▶ RRS と各関係者との協働

RRS 時の主治医との関係

RRS の運用を実際に開始した際，最も問題となるのは主治医との関係である。バイタルサインに異常が生じた際に対応チームが呼ばれ，評価や介入を行った時，主治医から「なぜ私（主治医）ではなく RRS を呼んだのか」と看護師に指摘されることや，「RRS 側が勝手なことをしている」と不満を述べるケースが時

折みられる。主治医には患者に対する責任があり，治療方針も多様である。対応チームのスタッフは，主治医とのコミュニケーションをとり，意見の相違を解消する必要がある。

　筆者は，主治医とのコンフリクトが生じた場合，患者の生命に危機が迫っていないかぎり，主治医の意向を尊重している。一方，生命の危機にある場合は，より強く自分の意見を主張している。生命の危機にある患者や患者家族にインフォームド・コンセントを行う場合は，主治医の理解を得たうえでRRSのスタッフも同席して話をするようにしている。

RRSスタッフと主治医との信頼関係構築

RRS起動時に主治医とのコミュニケーションを円滑にするためには，日々の診療でのコミュニケーションが重要である。特に，大規模病院に比べて，二次救急病院などの中規模病院では，主治医と顔がみえる関係を築くことが容易である。救急医は救急搬送された患者を受け入れ，他の診療科に主治医を依頼する機会が多い。集中治療医はICU診療後に，一般病棟での管理を他の診療科に依頼している。逆に，救急医や集中治療医は，他の診療科の患者が急変した際に支援を求められることが多い。相互理解と協力が良好な関係を構築するための鍵であると考える。

　日々の診療での対面でのコミュニケーションは，RRSでの対応時にコミュニケーションエラーを防ぐためにも重要である。日頃からのコミュニケーションを通じて，「RRSのスタッフに任せれば安心」という信頼を築くことが大切である。当たり前のようだが，「お忙しいなか，ありがとうございます」や「大変助かりました。今後もよろしくお願いします」といった一言が信頼関係構築には欠かせない。特に，スタッフが少ない施設では，1人1人の行動が各部署間の信頼関係構築に大きく影響するため，注意が必要である。

病棟看護師との関係

適切なフィードバック

RRSを起動する最も多い医療従事者は病棟看護師である[5]。各施設にはRRSの起動基準が設定されている（表2）。起動基準には，バイタルサインだけでなく，看護師が患者に対する何らかの懸念，いわゆる「第六感」も含まれている[6]（表2）。実際，当院でもバイタルサインの異常による起動よりも，看護師の何らかの懸念による起動が多い。病棟看護師はベッドサイドで患者をケアしており，患者の病状増悪に最も早く気づきやすい立場である。

　しかし，対応チームが診察した際に「何でこれで呼んだの？」のような思いや

表2　当院の起動基準

気道（A）	気になる音 気管チューブ，気管カニューレの問題
呼吸（B）	（新たに発生した） 呼吸困難 努力様呼吸 不規則な呼吸 呼吸回数 1 分間で 8 回未満，もしくは 25 回以上 SpO_2 90% 未満，もしくは計測不能 ※無呼吸ならスタットコール！
循環（C）	（新たに発生した） 脈拍数 1 分間で 130 回以上，もしくは 40 回未満 収縮期血圧 1 分間で 200 mmHg 以上，もしくは 90 mmHg 未満 尿量 4 時間で 50 mL 未満 ※無脈ならスタットコール！
意識（D）	急激な意識状態の低下 覚醒しない患者
その他	看護師の直感（何か変だ！！） 患者に対して何か心配なとき 急性の明らかな出血

SpO_2：経皮的末梢動脈血酸素飽和度

りのない発言をしてしまう場面にしばしば遭遇する。このような態度は，病棟看護師からの信頼を失う原因になりかねない。筆者は，これが RRS 起動の少ない原因の 1 つだと考えている。病棟看護師に対して「RRS を起動してくれてありがとうございます。患者は○○の病態だと思います」と thank you for calling の精神で適切にフィードバックすることによって，患者の安全はもちろん，病棟看護師の満足度も向上し，RRS との良好な関係が築くことができる。

RRS スタッフ（看護師）とリンクナースによる信頼関係構築

当院では，各病棟に 1 人または 2 人のリンクナースを配置している。リンクナースは，クリニカルラダーⅢ以上で，看護歴は 3〜20 年目とさまざまである。リンクナースが不在の場合は，看護師長または主任が代行している。

rapid response team（RRT）ラウンドの際には，RRT のスタッフだけでなく，各病棟のリンクナースのうち 1 人，担当曜日を決めて参加している。リンクナースが RRT ラウンドのスタッフに含まれることにより，RRS の院内での認知度が高まり，施設全体の医療安全への啓発につながっている。また，ラウンドで状態が気になる患者を抽出した際には，担当看護師とディスカッションを行っている。特に，担当看護師の経験年数が浅い場合は，些細なことでも積極的に聞き出し，不安を解消するよう努めている。

病院管理者との関係

当院では，RRS は病院長直轄の医療安全委員会の下部組織である RRS 運営委員会[*1] を通じて運用されている。RRS は組織横断的に急変やその徴候がある患者に対応でき，さらに病院長に直接現場の声が届くように組織されている。

　コアスタッフは，病院管理者（副院長），麻酔科医，救急医，総合診療医，内科医，救急看護師，認定看護師，ICU 看護師，臨床工学技士，理学療法士，事務スタッフで構成されており，月に 1 回 RRS 症例の振り返り（デブリーフィング）を行うカンファレンスを開催している。カンファレンスでは，医療安全に関する問題に対処するためには，時に体制の変更や経費の発生が伴うこともある。病院管理者に現場の声を届け，RRS への理解と支援を得るためには，RRS 運営委員会への病院管理者の参加が重要だと考えている。カンファレンスの詳細は後述する。

病院管理者のサポートを得る

RRS の信頼を得るためには，RRS 運営委員会で実際に急変を未然に防いだ事例や，急変対応の症例を病院管理者と共有することが重要である。対応チームのスタッフ配置と維持には費用がかかる一方で，イタリアでの研究[7] では，急変による ICU 予定外入室や予期せぬ心停止は全患者の約 1% で発生し，RRS による医療費削減は約 100 万ユーロになるとされている。

　また，急変が起こると患者・患者家族の施設に対する満足度を低下させ得る。ICU 予定外入室は，本来自宅に帰れるはずの患者が帰宅困難になり，死亡や転院などの転帰をたどるリスクが高まる可能性がある[8]。

　これらの情報を病院管理者と共有し，RRS に対する理解を施設全体で深めることは，RRS の導入や維持に向けて大きな後押しになる。このように，RRS の利点を明確に伝え，病院管理者のサポートを得ることが，RRS の成功に不可欠である。

▶ RRS の有用性を知ってもらうためのアプローチ

RRS は，残念ながらまだ十分に認知されていない。RRS に反対する理由の 1 つに，その有用性を理解していないということが挙げられる。以下に有用性を知ってもらうために行っている当院でのアプローチを紹介する。

＊1　当院では RRS 部会と呼称している。

IT技術を駆使したRRTラウンドによるアプローチ

対象患者の特定

毎朝のRRTラウンド（図1）には，医師，看護師（救急看護師とICU看護師），リンクナースが参加している。当院では聖マリアンナ医科大学病院と共同研究を行い，電子カルテを利用した早期警告スコアEarly Warning Score（EWS）の自動track and triggerシステムを採用している。EWSは呼吸回数，酸素飽和度，体温，血圧，心拍数などのバイタルサインをスコアリングしている[9]。ラウンドの対象患者は全病棟〔ICU，ハイケアユニット（HCU），緩和ケア病棟は対象外〕のEWS 7点以上の患者と急速にEWSの点数が上昇している患者，および各因子で1つでもスコアが高値なREDスコアのある患者をカルテレビューして選択している。その際，RRTスタッフ全員で，入院病名，基礎疾患，日常生活動作（ADL），病状把握，異常バイタルサイン，コードステータスを確認している。

ラウンド

ラウンド時は，担当看護師から意見を聴取し，必要に応じて主治医とディスカッションしている。また当院の臨床工学技士のアイデアで，EWSの上昇度を経時的なグラフ（図2-A）で表示しており，グラフの傾きが45°以上の場合（図2-B）は，重症度が高まり，急変の可能性があることを念頭にラウンドしている。病棟患者の重症度を担当看護師や主治医と共有することで，院内の医療安全

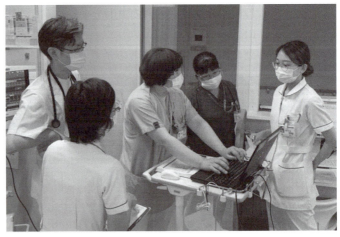

図1　rapid response team（RRT）ラウンドのカルテレビュー
医師1名，看護師3名，リンクナース1名が参加している。中央でパソコンを操作しているのがRRTラウンドのリーダー看護師。

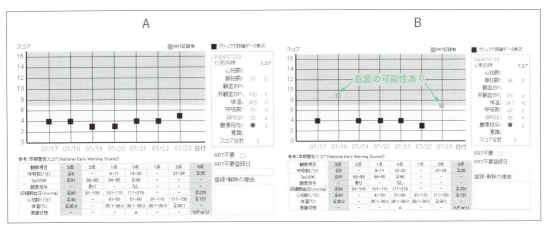

図2 早期警告スコア（EWS）の上昇度を示すグラフ

に貢献している。

　当院では，月2件ほどの起動に対して，RRTラウンドを月70件ほど行い，院内のRRSの認知度を高めている。また病棟の経過表に呼吸回数の記載がない症例に対して，RRTラウンドで呼吸回数を記載するよう啓発している。結果としてEWS導入時は呼吸回数の記載漏れが63%あったが，1年後には13%まで減少した。

働き方改革に対するアプローチ

政府は2018年から働き方改革を進めているが，2024年に医療業界も働き方改革を求められている。医療従事者の過重労働軽減のために実施され，時間外労働時間に上限が規制される。これは主治医が24時間365日対応できないということを意味しており，RRSは主治医が対応できない時間帯もカバーできるため有用であると考える[*2]。実際に当院でも24時間365日体制で運用を行っており，特に，夜間・休日のスタッフが少ない時間帯に対応チームで急変やその徴候がある患者に対応をすることは，主治医の負担軽減につながると考える。

RRS運営委員会での症例振り返りによるアプローチ

当院では，月に1回RRS運営委員会内で予期せぬ心停止症例とRRS症例について振り返るカンファレンスを開催している。RRSスタッフ，RRSを起動した部署のスタッフ，起動症例の主治医に出席を依頼している。

　一般的にICU予定外入室や予期せぬ心停止症例は，治療介入が不十分であっ

---

*2　詳細は「働き方改革を支えるRRS」の章を参照。

たことが多いとされる。過去の報告を参考に，予期せぬ心停止の前に介入できる
ポイントがなかったか検討する。呼吸回数が増加したタイミングで RRS を起動
できなかった症例や，気道にトラブルがあった症例などの振り返りをしている。
院内心停止の場合，約 80% の症例でバイタルサインの変化が先行して観察され
るといわれている[10, 11]。呼吸原性の心停止に対する RRS 介入は 30 日生存率と関
連があるとされている[12] 一方，呼吸回数の変化を認識できずに，RRS 起動が遅
れている症例は多い[13]。

カンファレンスでは，医師に症例をプレゼンテーションしてもらい，事前に介
入できるポイントがなかったかを主治医，担当病棟スタッフと対応チームのス
タッフでディスカッションを行い，改善点を探求している。

このような取り組みにより，心停止事例の予防や対応の質を高め，院内の医療
安全の質を向上させることを目指している。

▶ RRS のエビデンスによるアプローチ

日本の RRS/院内心停止のオンラインレジストリ[5] を利用した観察研究が発信さ
れており，RRS 起動が多い施設では ICU 予定外入室が少ないという研究[14] や
RRS の導入が院内死亡率を下げることはないが，予期せぬ重篤有害事象を減少
させるという報告がある[15]。

海外では，RRS 導入に関するクラスター無作為化比較試験（RCT）も行われ，
予期せぬ心停止や死亡の減少が報告されている[16]。院内心停止の転帰は院外心停
止と同様に，神経学的転帰・生存率が悪いことが知られている[17]。RRS の導入
により成人の集中治療を要さない心停止を 33.8% 軽減したとの報告がある[18]。
他にも緊急コールの減少，do-not-attempt-resuscitation（DNAR）指示につなが
るという報告もある[19]。しかし一方，RRS が死亡率や予期せぬ有害事象を減少
させないという報告もある[20, 21]。

RRS 研究での問題点は，介入の異質性やアウトカム設定の違いにある。日本
以外の各国では医療システムが異なり，日本でも施設によって RRS で対応する
スタッフの職種が異なる。また，「予期せぬ有害事象」や「予期せぬ心停止」の
定義，RRS 介入の結果として緩和ケアを行うケースなど，RRS 介入の評価は複
雑である。これらの点は今後の議論と研究で明らかにされていく必要がある。

このような RRS 研究の問題点を理解したうえで，RRS のエビデンスを反対す
るスタッフと共有することは重要である。

▶院内の医療安全教育を通じたアプローチ

当院では院内での RRS 認知度を高めるために，外部講師による RRS に関する医療安全セミナーをオンラインで開催し，全スタッフが視聴することを義務付けている。このセミナーは RRS の重要性，その運用方法，および院内での効果的な活用に関する情報を提供することを目的としている。この取り組みにより，スタッフが RRS の目的と役割を理解し，院内の医療安全の質を高めるために RRS を効果的に利用することが期待される。また，医療安全文化の促進とスタッフの知識向上にも寄与すると考えられる。

文　献

1. Chalwin RP, Flabouris A. Utility and assessment of non-technical skills for rapid response systems and medical emergency teams. Intern Med J 2013；43：962-9. PMID：23611153
2. Allard MA, Blanié A, Brouquet A et al. Learning non-technical skills in surgery. J Visc Surg 2020；157（3 Suppl 2）：S131-6. PMID：32340901
3. Andersen PO, Jensen MK, Lippert A. Identifying non-technical skills and barriers for improvement of teamwork in cardiac arrest teams. Resuscitation 2010；81：695-702. PMID：20304547
4. Soar J, Monsieurs KG, Ballance JH, et al. European Resuscitation Council guidelines for resuscitation 2010 section 9. Principles of education in resuscitation. Resuscitation 2010；81：1434-44. PMID：20956044
5. Naito T, Fujiwara S, Kawasaki T, et al. First report based on the online registry of a Japanese multicenter rapid response system：a descriptive study of 35 institutions in Japan. Acute Med Surg 2019；7：e454. PMID：31988766
6. Jones DA, DeVita MA, Bellomo R. Rapid-response teams. N Engl J Med 2011；365：139-46. PMID：21751906
7. Muñoz-Rojas G, García-Lorenzo B, Esteve D, et al. Implementing a rapid response system in a tertiary-care hospital. A cost-effectiveness study. J Clin Monit Comput 2022；36：1263-9. PMID：35460504
8. Hongo T, Naito H, Fujiwara T, et al. Prevalence and predictors of direct discharge home following hospitalization of patients with serious adverse events managed by the rapid response system in Japan：a multicenter, retrospective, observational study. Acute Med Surg 2021；8：e690. PMID：34430036
9. Gerry S, Bonnici T, Birks J, et al. Early warning scores for detecting deterioration in adult hospital patients：systematic review and critical appraisal of methodology. BMJ 2020；369：m1501. PMID：32434791
10. Andersen LW, Holmberg MJ, Berg KM, et al. In-hospital cardiac arrest：a review. JAMA 2019；321：1200-10. PMID：30912843
11. Kause J, Smith G, Prytherch D, et al. A comparison of antecedents to cardiac arrests, deaths and emergency intensive care admissions in Australia and New Zealand, and the United Kingdom—the ACADEMIA study. Resuscitation 62：275-82. PMID：

15325446

12. Thorén A, Jonsson M, Spångfors M, et al. Rapid response team activation prior to in-hospital cardiac arrest：areas for improvements based on a national cohort study. Resuscitation 2023；193：109978. PMID：37742939

13. Barwise A, Thongprayoon C, Gajic O, et al. Delayed rapid response team activation is associated with increased hospital mortality, morbidity, and length of stay in a tertiary care institution. Crit Care Med 2016；44：54-63. PMID：26457753

14. Kurita T, Nakada TA, Kawaguchi R, et al. Impact of increased calls to rapid response systems on unplanned ICU admission. Am J Emerg Med 2020；38：1327-31. PMID：31843333

15. Kawaguchi R, Nakada TA, Oshima T, et al. Reduction of unexpected serious adverse events after introducing medical emergency team. Acute Med Surg 2015；2：244-9. PMID：29123731

16. Hillman K, Chen J, Cretikos M, et al. Introduction of the medical emergency team （MET）system：a cluster-randomised controlled trial. Lancet 2005；365：2091-7. PMID：15964445

17. Zanders R, Druwé P, Van Den Noortgate N et al. The outcome of in- and out-hospital cardiopulmonary arrest in the older population：a scoping review. Eur Geriatr Med 2021；12：695-723. PMID：33683679

18. Maharaj R, Raffaele I, Wendon J. Rapid response systems：a systematic review and meta-analysis. Crit Care 2015；19：254. PMID：26070457

19. Tsuji T, Sento Y, Nakanishi T, et al. Incidence and factors associated with newly implemented do-not-attempt-resuscitation orders among deteriorating patients after rapid response system activation：a retrospective observational study using a Japanese multicenter database. Acute Med Surg 2023；10：e870. PMID：37416895

20. McGaughey J, Fergusson DA, Van Bogaert P et al. Early warning systems and rapid response systems for the prevention of patient deterioration on acute adult hospital wards. Cochrane Database Syst Rev 2021；11：CD005529. PMID：34808700

21. Haegdorens F, Van Bogaert P, Roelant E, et al. The introduction of a rapid response system in acute hospitals：a pragmatic stepped wedge cluster randomised controlled trial. Resuscitation 2018；129：127-34. PMID：29679694

本郷　貴識・原田　千穂

対応チームの人員が確保できない

ポイント
- 対応チームを構成する職種については，国内外の指針でも明確な推奨はない。
- 対応チームの人員を確保するにあたり，各施設における RRS に担わせる役割の優先順位を決定する。
- 人員確保が困難な状況において，その問題点を構造化することが有用である。
- アプローチとして，2 段階方式（two-tier システム）の導入，専従スタッフの配置，診療看護師（NP）や特定行為看護師，リンクナースの参画などがある。
- いずれのチーム形態であっても，各診療科との治療のコンセンサスを形成し，情報共有にもとづく信頼関係を構築することが重要である。

▶対応チーム形態と人員不足の現状

RRS の対応チームは，構成するスタッフや活動内容により medical emergency team（MET），rapid response team（RRT），critical care outreach team（CCOT）の 3 つに大別される。これらのどのチーム編成が優れているかに関しては，統一された見解はない。主治医でも効果がある[1]，集中治療医の有無で効果が変わらない[2]，夜間は研修医による対応でも効果が変わらない[3] など，さまざまな報告があり，米国集中治療医学会（SCCM）のガイドライン[4] でも対応チームに関する明確な推奨はない。

いずれの形態のチームであっても，運用は 24 時間 365 日体制であることが望ましい[5]。また対応チームのスタッフは院内に常駐し，すぐに起動病棟にアクセスできる状態にしておくことが求められる。しかし，この体制を構築できるのは，大学病院などの潤沢なマンパワーをもつ三次救急病院にかぎられてしまうのが現実であり，それらの施設においても組織的な負担は大きい。

実際に，RRS 医療安全講習会における参加者を対象とした RRS の導入の障壁に関するアンケート調査[6] では，62.6% の回答者が対応チームの医師不足を，59.7% が対応チームの看護師不足を RRS 導入の際に解決すべき問題として挙げており，人員不足は RRS 導入の大きな障壁の 1 つといえる。

▶人員確保が困難な状況における RRS 構築の実際

具体的な人員確保に関する方略について紹介する。

ステップ 1：RRS の役割の優先順位を決定

施設における RRS に担わせる役割の優先順位を決定し，そのうち最優先の項目を同定する。例えば，
・とにかく 24 時間対応する
・全病棟に対応する
・起動基準を満たしたら自動的に起動するようにする
・医師がすべて対応する
・RRS に関する特別なトレーニングを受けたスタッフのみが対応する
・とにかく RRS が存在する
などのうち，施設にとっての最優先の項目を決定する。

ステップ 2：人員構成の想定

最優先の項目を実現するために，必要な最少人数とその職種，求められるスキルを想定する。

ステップ 3：人員確保とトレーニングシステムの構築

人員確保の方法と，トレーニングシステムの構築を考える。
…
このステップによって，漠然とした人員不足という認識から，具体的な課題の抽出とその対応策の策定へ移行することが可能となる。ステップ 3 まで進めてみて，どうしても人員確保が困難な場合，ステップ 1 に戻って，最初に決めた優先順位の変更を考える。最終的に，当初想定していたスタッフの職種やシステムとは異なるものになることもあるだろう。

　人員確保が困難な状況下で重要な点は，システム構築において最優先の項目以外は「目をつむる」ことである。まずは，最優先項目を満たす RRS を構築していき，軌道に乗ってから，それ以外の項目をアップグレードしていけばよい。

▶人員確保にかかわるアイデア

前述したステップにおいて，現在確保できる人員を明らかにし，そのうえで，人員確保が困難な理由を評価することになる。

　人員確保が困難な理由には，
(a) そもそも医師や看護師が不足しているため対応チームの人員を確保できない
(b) 医師や看護師は充足しているが，知識・スキルをもつ人員が不足している
のいずれか，もしくは両者が混在している。それらの理由をふまえたうえで，RRS人員を確保するためのアプローチについて紹介する〔以降の (a) (b) は，それぞれ (a)「最少人員確保に関するアプローチ」，(b)「知識・スキル確保に関するアプローチ」を示す〕。

アプローチ 1：2 段階方式（two-tier システム）(a)(b)

two-tier システム（表 1）とは，オーストラリアのニューサウスウェールズ州にある医療評価機構によって，"Between the Flags" として推進されたシステムである。異なるレベルの資源や知識をもつチームが患者の異常な状態に対応するために組織されるシステムを指す[7]。これまで two-tier システムを採用することで，RRS 起動件数が増加した，スタッフの満足度が上昇したなどの報告がある[8~10]。

RRT-MET

具体的には，2 段階に分かれた対応チームと基準があり，まずは集中治療専門看護師などの医師以外の医療従事者によって構成された 1 段階目のチーム（RRT）が，懸念や臨床経過などによる 1 段階目の基準によって起動される。1 段階目のチームによる初期評価ののち，重症の基準に該当する場合，集中治療医などの医師主導の 2 段階目の対応チーム（MET）が起動されることで，病状に応じたよりきめ細かい介入をする。

　この two-tier システムにより，病棟側の起動に救急医や集中治療医などが毎

表 1　one-tier システムと two-tier システム

one-tier システム	two-tier システム
対応チーム側は到着するまで心停止か否かわからない	起動する側の「ことを小さく収めたい」という心理に配慮
対応チームの医師は常に「**全力疾走**」	対応チームの医師は常に走らなくてよい
非蘇生事案の**オーバートリアージ**	蘇生事案の**アンダートリアージ**

回対応する必要がなくなるため，主に対応医師の負担増加が理由で対応チームの運用が困難な場合において，RRSの起動件数自体を減らさずに救命スキルを有する医師の負担を減らすことが可能となる。

CCOT-MET

別のタイプのtwo-tierシステムとして，METに加えて，各病棟で懸念のある患者，ICU退室後の患者，MET起動後の患者など，各病棟に所属するRRS運営委員会のスタッフが起動基準を参考に対象患者を抽出し，CCOTのような集中治療看護師などのチームで定期的なプロアクティブラウンドを行うシステムの有用性も報告されている[11]。

注意点

two-tierシステムを導入する場合の注意点としては，
・重症患者への初期対応の遅れが生じないようにシステムを工夫する
・1段階目の対応チームのスタッフに初期評価・対応に関する教育を行う
・対応時の責任の所在を明確にする
などが挙げられる。これらの注意点への対応には，RRSシステムと役割の明確化，2つのチームおよび主治医との密な連携が不可欠である。

アプローチ2：専従スタッフの配置（b）

RRSの専従スタッフを配置することも1つのアプローチである。これにより，日常業務を圧迫することなく，少人数による迅速かつ効果的なRRS対応が期待できる。少数精鋭の人員配置により，結果的に人員不足の解決策となり得る。

また，専従スタッフの日常業務に，ICU退室患者を中心としたフォローアップ，病棟ラウンドによる潜在的な起動症例の評価，早期警告スコアEarly Warning Score（EWS）を用いたモニタリングなどを加えることで，重症患者をより早期に検出することが可能となる。さらに，専従スタッフの定期的な病棟ラウンドにより，RRSの啓発やアピールが可能となり，急変リスクがある患者がいないかを病棟側が定期的に考える機会を与え，またRRS起動の心的障壁を減らす効果なども期待できる。少数の専従スタッフのみの編成であれば，教育コストを抑えることができる。また，即席で組むチームと比較して，対応時のスタッフが固定されているため，円滑なチーム活動・良好なコミュニケーション・一貫性のあるフィードバックなどが可能となる。

実際に，専従スタッフからなる対応チーム（RRT）を配置している施設はそうでない施設と比較して院内心停止の治療成績がよい[12]との報告もあり，一定

の効果が期待できると考えられる。

注意点

専従スタッフを配置する際の注意点としては，
・そのスタッフが所属していた部署には増員が必要となる
・他の部署のスタッフを異動させるなど部署間の調整が必要となる
ことなどが挙げられる。病院経営上，専従スタッフを配置する人件費および労力
とそれに対するパフォーマンスのバランスの問題は必ず生じる。いかに少ない人
件費と労力で最大限のパフォーマンスを発揮できるかを施設に応じて検討する必
要がある。

アプローチ3：
診療看護師（NP），特定行為看護師の参画（b）

NPや特定行為看護師がRRSの初期対応を担うことは，患者の状況に応じて特
定行為などの診療行為（表2）を実施できるため，より迅速な医学的介入につな
げることができる。対応チームの医師の確保が困難な施設では，NPや特定行為
看護師が初期対応を行うRRSは有用なシステムの1つとなり得る。実際に，
Advanced Practice Providers（日本におけるNPに相当）が主導するRRTによ
る介入は研修医主導のものと比較して劣らない成績であったとする報告[13]もあ
る。

　対応チームの医師と比べて，NPや特定行為看護師の確保のほうが相対的に容
易であれば，救命スキルを有している看護師がRRSに参画することは有用であ
る。

アプローチ4：リンクナースの参画（a）（b）

リンクナースのRRSへの参画も人員確保のアプローチの1つである。

　各病棟に配置されているリンクナースがRRS活動に参画することにより，患
者の病状増悪の早期発見や，急変対応時のリーダーシップの発揮などの直接的な
役割に加え，RRSの啓発活動やシミュレーション教育，および事後検証による
フィードバックを行うことで，病棟看護師の行動変容を促すなどの間接的な役割
が挙げられる。さらに，入院時点での重症度評価や急変リスクの評価，患者の普
段の状態との違いの把握，患者の入院前の生活や家族背景などに関する情報のス
ムーズな収集なども可能となる。これにより対応チームのスタッフが少数であっ
てもリンクナースの協力により効果的に対応できる。

表2 特定行為及び特定行為区分（38行為21区分）

特定行為区分の名称	特定行為
呼吸器（気道確保に係るもの）関連	経口用気管チューブ又は経鼻用気管チューブの位置の調整
呼吸器（人工呼吸療法に係るもの）関連	侵襲的陽圧換気の設定の変更 非侵襲的陽圧換気の設定の変更 人工呼吸管理がなされている者に対する鎮静薬の投与量の調整 人工呼吸器からの離脱
呼吸器（長期呼吸療法に係るもの）関連	気管カニューレの交換
循環器関連	一時的ペースメーカの操作及び管理 一時的ペースメーカリードの抜去 経皮的心肺補助装置の操作及び管理 大動脈内バルーンパンピングからの離脱を行うときの補助の頻度の調整
心嚢ドレーン管理関連	心嚢ドレーンの抜去
胸腔ドレーン管理関連	低圧胸腔内持続吸引器の吸引圧の設定及びその変更 胸腔ドレーンの抜去
腹腔ドレーン管理関連	腹腔ドレーンの抜去（腹腔内に留置された穿刺針の抜針を含む）
ろう孔管理関連	胃ろうカテーテル若しくは腸ろうカテーテル又は胃ろうボタンの交換 膀胱ろうカテーテルの交換
栄養に係るカテーテル管理（中心静脈カテーテル管理）関連	中心静脈カテーテルの抜去
栄養に係るカテーテル管理（末梢留置型中心静脈注射用カテーテル管理）関連	末梢留置型中心静脈注射用カテーテルの挿入
創傷管理関連	褥瘡又は慢性創傷の治療における血流のない壊死組織の除去 創傷に対する陰圧閉鎖療法
創部ドレーン管理関連	創部ドレーンの抜去
動脈血液ガス分析関連	直接動脈穿刺法による採血 橈骨動脈ラインの確保
透析管理関連	急性血液浄化療法における血液透析器又は血液透析濾過器の操作及び管理
栄養及び水分管理に係る薬剤投与関連	持続点滴中の高カロリー輸液の投与量の調整 脱水症状に対する輸液による補正
感染に係る薬剤投与関連	感染徴候がある者に対する薬剤の臨時の投与
血糖コントロールに係る薬剤投与関連	インスリンの投与量の調整
術後疼痛管理関連	硬膜外カテーテルによる鎮痛剤の投与及び投与量の調整
循環動態に係る薬剤投与関連	持続点滴中のカテコラミンの投与量の調整 持続点滴中のナトリウム，カリウム又はクロールの投与量の調整 持続点滴中の降圧剤の投与量の調整 持続点滴中の糖質輸液又は電解質輸液の投与量の調整 持続点滴中の利尿剤の投与量の調整
精神及び神経症状に係る薬剤投与関連	抗けいれん剤の臨時の投与 抗精神病薬の臨時の投与 抗不安薬の臨時の投与
皮膚損傷に係る薬剤投与関連	抗癌剤その他の薬剤が血管外に漏出したときのステロイド薬の局所注射及び投与量の調整

出典：厚生労働省ホームページ《https://www.mhlw.go.jp/stf/seisakunitsuite/bunya/0000077098.html》

RRS を導入している単一大学病院の一般病棟の看護師を対象とした調査[14] によると，病棟看護師の8割が RRS に困難感を感じ，その要因の多くが急変徴候の評価や RRS 起動に対する責任の重さであったとされている。対応チームにリンクナースが加わることで，病棟看護師が RRS を起動することに対する躊躇を軽減し何らかの懸念を感じた時に気兼ねなく相談や RRS を起動できる，という病棟看護師の心理的安全性への効果も期待できる。

▶人員確保における人件費に対するアプローチ

RRS の人員確保における人件費について，評価しておくことは有用である。RRS は，2022 年度の診療報酬改定において新設された急性期充実体制加算の算定要件となっている。それぞれの施設において，急性期充実体制加算による予測される増収額と，そのうち RRS 人員確保に割くことができる割合などに関して管理部門と協議することは，RRS の人員確保において有用であると考えられる。

▶ RRS への「よき理解者」を増やす

管理部門

RRS の院内への普及に最も大切なことの1つは，施設として RRS に取り組んでいるという認識を，管理部門がもつことである（指揮調整要素）。対応チームの人員確保においても同様であり，管理部門はそのための努力は惜しんではいけない。また，システム改善要素においても，院内全体で RRS の重要性を認知してもらうために，RRS の評価項目として，医療の質評価のモデルである Donabedian モデル[15, 16]（図1）におけるアウトカム指標（患者の死亡や ICU 入室など）だけでなく，ストラクチャー指標（経営指標や人員配置の改善など），プロセス指標（主治医からのタスクシフト，働き方改革，診療科どうしの連携の向上，医療従事者の心理的安全性の担保など）も含めて，フィードバックすることも有用であろう。

主治医

対応チームと並行した主治医との連絡体制の構築も重要である。主治医がいなければ適切な ICU 入室や do-not-attempt-resuscitation（DNAR）指示の判断がされないとの報告があり[17]，対応チームの活動が主治医の把握していないところで完結するといった状況は避ける必要がある。対応チームは，病棟での初期対応から ICU 管理までをシームレスに行うだけでなく，普段からの各診療科との治療

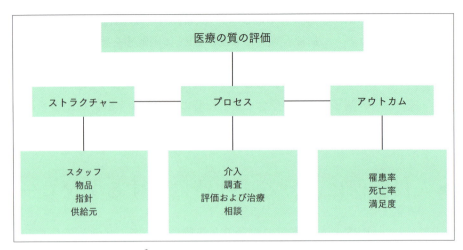

図1　Donabedianモデル
（文献16より）

のコンセンサスを形成し，情報共有にもとづく信頼関係を構築することが，効果的にRRSを運用するうえで重要である。

▶大事なのはステップ1に戻ること

くどいようであるが，さまざまなアプローチを用いてもやはり人員不足が解消しないといった場合は，ステップ1に戻り，RRSの役割の優先順位を考え直して，現時点で施設において実現可能な方略を検討することが重要である。最初から素晴らしいシステムをつくるのではなく，スモールステップを積み重ねて，時間をかけて徐々にシステムをアップグレード・改善していくという気持ちで構築するとよいだろう。

文　献

1. Howell MD, Ngo L, Folcarelli P, et al. Sustained effectiveness of a primary-team-based rapid response system. Crit Care Med 2012；40：2562-8. PMID：22732285
2. Karvellas CJ, de Souza IA, Gibney RT, et al. Association between implementation of an intensivist-led medical emergency team and mortality. BMJ Qual Saf 2012；21：152-9. PMID：22190540
3. Morris DS, Schweickert W, Holena D, et al. Differences in outcomes between ICU attending and senior resident physician led medical emergency team responses. Resuscitation 2012；83：1434-7. PMID：22841611
4. Honarmand K, Wax RS, Penoyer D, et al. Society of Critical Care Medicine guidelines on recognizing and responding to clinical deterioration outside the ICU：2023. Crit Care Med 2024；52：314-30. PMID：38240510

5. 日本医療機能評価機構 評価事業推進部．機能種別版評価項目 3rdG：Ver.3.0 について（2023 年 4 月～）．2022 年 5 月 17 日．《https://www.jq-hyouka.jcqhc.or.jp/wp-content/uploads/2022/05/58eeb99102d70dbf6b410abfa2b378db.pdf》（2024 年 5 月 30 日閲覧）

6. 小池朋孝，中川雅史，下澤信彦ほか．本邦で院内救急体制（RRS）を普及する際の障壁とその解決策―医療安全講習会におけるアンケート調査から―．日救急医会誌 2017；28：219-29.

7. Pain C, Green M, Duff C, et al. Between the flags：implementing a safety-net system at scale to recognise and manage deteriorating patients in the New South Wales public health system. Int J Qual Health Care 2017；29：130-6. PMID：27920243

8. Aneman A, Frost SA, Parr MJ, et al. Characteristics and outcomes of patients admitted to ICU following activation of the medical emergency team：impact of introducing a two-tier response system. Crit Care Med 2015；43：765-73. PMID：25513789

9. Aitken LM, Chaboyer W, Vaux A, et al. Effect of a 2-tier rapid response system on patient outcome and staff satisfaction. Aust Crit Care 2015；28：107-14. PMID：25498252

10. Frost SA, Chapman A, Aneman A, et al. Hospital outcomes associated with introduction of a two-tiered response to the deteriorating patient. Crit Care Resusc 2015；17：77-82. PMID：26017124

11. 藤原紳祐，小野原貴之，河上ひとみ．中規模病院の定期的なプロアクティブラウンドによる RRS の試み．日臨救急医会誌（JJSEM）2018；21：6-11.

12. Dukes K, Bunch JL, Chan PS, et al. Assessment of rapid response teams at top-performing hospitals for in-hospital cardiac arrest. JAMA Intern Med 2019；179：1398-405. PMID：31355875

13. Kreeftenberg HG, de Bie AJR, Aarts JT, et al. Advanced practice providers as leaders of a rapid response team：a prospective cohort study. Healthcare（Basel）2022；10：2122. PMID：36360463

14. 林 容子，二井谷真由美，志馬伸朗．院内迅速対応システムにおける看護師の困難感．日集中医誌 2020；27：505-7.

15. Donabedian A. The quality of care. How can it be assessed? JAMA 1988；260：1743-8. PMID：3045356

16. Kidanto H. Improving quality of perinatal care through clinical audit：a study from a tertiary hospital in Dar es Salaam, Tanzania. 2009.《https://umu.diva-portal.org/smash/get/diva2:276843/FULLTEXT02.pdf》（2024 年 9 月 2 日閲覧）

17. O'Horo JC, Sevilla Berrios RA, et al. The role of the primary care team in the rapid response system. J Crit Care 2015；30：353-7. PMID：25466318

嶋田 博樹・瀬尾 龍太郎

起動件数が増えない

ポイント
- RRS についての教育および啓発の機会を継続的にもつ。
- RRS 運営委員会を定期的に開催し，データ収集の結果からシステムや症例を振り返り（デブリーフィング），RRS が定着しない要因を探る。
- フィードバックや成功症例の共有を行い，院内の RRS 文化を醸成する。
- 診療看護師（NP）や critical care outreach team（CCOT）に所属するような組織横断的な役割をする看護師に積極的に参画してもらい，看護師の仲間意識を醸成し，積極的な起動につなげる文化をつくりあげる。
- 早期警告スコア（EWS）を活用し，自動で起動できるシステムを整える。

▶起動件数が増えない背景

必要な起動件数

RRS の起動件数は 1000 入院あたりの件数で議論するが[1]，1000 入院あたり最低25 件，可能であれば 40 件程度の起動が理想である[2]。一般的に RRS の起動件数が多いほど院内心停止や院内死亡といった有害事象の数が減少する可能性が示唆されている[3]。

起動までのステップ

RRS の 4 要素の 1 つとして起動要素があり[1]，この要素が機能しないと，そもそも RRS は始まらない。また，実際に「起動」に至るまでには，必要な 3 ステップがある[4]（図 1）。

①生理学的パラメーターをモニタリングする。

②異常を検出し，異常であると認識する。

③起動基準に準じて RRS を起動する。

　RRS 導入後に有効に機能しない（＝起動件数が伸び悩む）要因として，このステップのどこかに問題があると考えられるが，その要因は施設や部署によって異なるため，解決のアプローチも異なる。つまり，施設ごとにシステムを体系的に振り返り（デブリーフィング），定着しない原因を探り，そしてそれらを解決

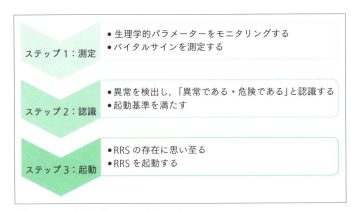

図1　RRS起動までのステップ

に導くアプローチを検討することはきわめて重要である。このプロセスこそが，4要素のシステム改善要素・指揮調整要素にも該当する[1]。もちろん，振り返りのためには症例や活動内容のデータを蓄積することが前提となる。

起動に対する障壁

起動につながらない一般的な要因として表1が挙げられる[1, 4~7]。とりわけ，施設の組織文化的な問題には大きく影響を受けるとされる[6, 8]。過去に日本のRRS医療安全講習会の参加者を対象として実施された「RRSを導入するうえで障壁となる要素」に関するアンケート調査では，回答者の67.0％が起動要素にあたる「病棟での気づきとRRS起動」が障壁になると回答し，4要素のなかで最多であった。それに続き，対応要素にあたる「急変対応チームの医師・看護師不足」との回答が49.8％と多かった[9]。

また，具体的な解決すべき問題点として，RRSを主導する医師・管理部門のサポート不足（46.5％），システム教育プログラムの不備（39.6％），主治医の協力不足（34.1％）が挙がった（図2）。つまり，起動要素はRRSを効果的に運用するために重要であるが，それ以外の対応要素，システム改善要素，指揮調整要素を含めた4要素のすべてがRRSの定着（＝起動件数の増加）には重要であるといえる。日本はとりわけ「主治医制」文化が根強く，起動基準を満たして看護師や若手医師が起動しようとしても主治医の賛同・協力が得られない，主治医の意見に反してRRSを起動することが躊躇される，といった事象は多いのかもしれない[9]。

表1 起動につながらない一般的な要因と対応するアプローチ

要因	アプローチ
RRS というシステムの存在を知らない	①勉強会，シミュレーションの開催による啓発
RRS の起動基準や起動方法を認識していない	①勉強会，シミュレーションの開催による啓発
RRS を起動すべき適切なタイミングや正当性がわからない	①勉強会，シミュレーションの開催による啓発 ②問題症例から課題を抽出しフィードバックする ③成功症例からヒントをみつける（医療安全の Safety-2） ⑥自動 track and trigger システムの導入
不適切な起動をしてしまったあとの批判に対する恐怖（過去の RRS 起動時に嫌な思いをしたネガティブな経験）	⑤起動しにくい要因がないか調査する（責めない環境づくり）
異なる部署の人に頼る，介入させることへの躊躇	②問題症例から課題を抽出しフィードバックする ③成功症例からヒントをみつける（医療安全の Safety-2） ⑤起動しにくい要因がないか調査する（責めない環境づくり）
【看護師】 余計な仕事負荷になるという懸念	⑤起動しにくい要因がないか調査する（責めない環境づくり）
【医師（特に上級医）】 「自らで十分に対応できる，自分の判断がすべて」という自負	②問題症例から課題を抽出しフィードバックする
施設の組織文化的問題（主治医制やヒエラルキー構造）	②問題症例から課題を抽出しフィードバックする ④サーベイランスでデータを集めて問題意識を共有する ⑤起動しにくい要因がないか調査する（責めない環境づくり）
RRS を推し進める絶対的リーダーの不在	④サーベイランスでデータを集めて問題意識を共有する

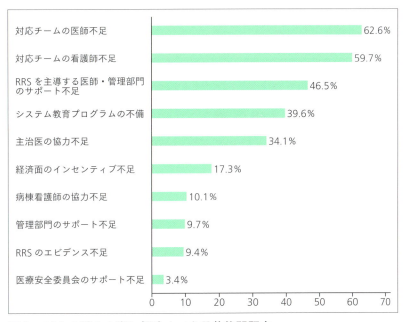

図2　RRS の導入の際に解決すべき具体的問題点
（文献9より）

▶アプローチ方法

問題点に対するアプローチ総論

上記をふまえると，そもそも RRS そのものに馴染みがなく認知されていない，起動すべきタイミングや起動方法がわからない，といった基本的な要素も大きい。よって，まず**RRS の概念や必要性を周知する教育機会や啓発活動**（アプローチ①）は必要である。また，**問題症例から課題を抽出し，対象の部署・診療科にフィードックすること**（アプローチ②），逆に**成功例からヒントをみつけ，それらを組織全体に落とし込んでいくこと**（アプローチ③）も重要であろう。RRS は施設全体で取り組むべき医療安全上必要なシステムであり，**サーベイランスをとおした問題意識の共有，場合によっては施設をあげた対応を病院管理者や上層部に依頼すること**（アプローチ④）も必要となる。

RRS を起動するのが最も多いのは，ベッドサイドで一番患者と密接にかかわる看護師とされるが，看護師が過去に RRS 起動においてネガティブな経験をしたこと，施設の組織文化的問題，そして知識不足なども障壁となる[10, 11]。看護師の動向は，特に主治医制の強い日本では診療科の医師の考え方に左右される部分もあり，**部署や診療科ごとに起動につながらない要因を探る**（アプローチ⑤）。最終的には，こういった文化的障壁を考慮せず**自動で RRS を起動するシステムを導入すること**（アプローチ⑥）も一考である。

…

大前提として，RRS の定着には年単位の時間を要し[1, 9]，さらにその管理維持・質向上にも相当な労力を要する。1 つ 1 つの起動症例に真摯に向き合い，地道に活動していくことで施設全体の信頼を勝ち取り，院内に RRS 文化が根付くことが理想である。

アプローチ各論

聖マリアンナ医科大学病院（以下，当院）での経験もふまえ，上記のアプローチに沿って解説する。

①勉強会，シミュレーションの開催による啓発

RRS 導入後も起動件数が少ない一因として，まず RRS というシステムそのものや，起動基準についての認知が乏しいことがある。院内講習会，ニュースレターなどを用い，そもそも RRS とは何かや重要性を繰り返し説明すること，同時に起動基準や起動方法（例：PHS 番号）に関する掲示物を目立つように各所に貼り出すことが必要である。当院では医療安全研修の一環として全スタッフ対象の

e-learning 研修を行っている。このなかで RRS の概念や，起動方法は必ず伝えるようにしている。

　患者に一番身近で，異変に気づきやすいのは看護師である。施設に看護師教育のコースがすでにある場合，そのコースとのコラボレーションを行うのも有用である。当院では，看護師対象の異常察知を目的としたシミュレーション研修のコースがもとより存在した。その研修に，RRS 起動についての教育を組み込んでもらっている。実際にあった症例を教材とし，患者の状態を適切に評価し RRS 起動を最終着地点とすることもある。

　その他，日本臨床救急医学会患者安全検討推進委員会が主催している「RRS 起動要素研修コース＋指導者養成コース」[*1] という起動に特化した有料コースもある。このようなコースを活用し，教育の機会とするのも一手だろう。

②問題症例から課題を抽出しフィードバックする

当院では，救急科・集中治療部の医師，看護師や診療看護師（NP），医療安全管理室のスタッフ（医師・看護師）らで構成される RRS 運営委員会を毎月開催している。この委員会では不幸にも予期せぬ院内心停止に至った症例，課題があった RRS 起動症例についてカルテを供覧しながら振り返り，症例ごとに問題点を抽出する。

　過去に当院で挙がった代表的な問題点を，図 1 に沿って述べると，
・バイタルサインが測定されていなかった（ステップ 1）
・バイタルサインは測定されていたが，異常の認識ができていなかった（ステップ 2）
・異常の認識はできていたが，どうすればいいかわからなかった（ステップ 3）
・主治医に報告はしていたが，それ以上のアクションはとられなかった（ステップ 3）
などがある。

　当院では，防ぎ得た死亡であると判断された症例，かつ部署内での振り返りの議論が必要だと判断した症例については医療安全管理室より関係部署に対して mortality and morbidity（M&M）カンファレンスを開催するように依頼し，議論の機会をもつ。M&M カンファレンスには救急科・集中治療部の医師は必ず参加し，「RRS を早めに呼んでもらってよいこと」「どのような状況で起動してよいか，どこに相談すればよいか」を，実例をとおして明確に伝え，RRS について啓発している。実際，効果的な運用，維持には定期的な振り返りが重要であるとされる[12]。

　M&M カンファレンスに至らずとも，看護的視点で何らかのフィードバック

---

*1　愛宕救急医療研究会. 医療者向け講習会.《https://atagoqq.com/?page_id=85》（2024 年 7 月 5 日閲覧）

が必要だと判断した場合は，医療安全管理室の看護師より当該病棟にフィードバックしてもらう他，critical care outreach team（CCOT）や看護師の院内講習会をとおしての啓発や，最近では NP による勉強会も開催している。

③成功症例からヒントをみつける（医療安全の Safety-2）

医療の現場は「複雑系」かつ「動的」であり，発生した問題に対し，物事の根本原因を分析することで問題解決をしてきた。しかし，そういった考え方には限界がある。近年では，問題が起こった状況だけでなく，うまくいっている状況のなかにこそ，うまく物事を運んでいくための秘訣があり，そこに目を向けることが重要で，その考え方を身につけていく「レジリエンス・エンジニアリング」という新しい考え方（Safety-2）が提唱されている[13]。この概念を提唱したエリック・ホルナゲルこそが，安全に対する考え方の Safety-1，Safety-2 と定義したその人である。Safety-2 は複雑性をもつ現実社会および医療の現場において，柔軟性に富んだ対処，そして組織の能力を高めることに寄与する。

　この Safety-2 の概念にもとづき，成功症例を抽出し，その振り返りのなかで「うまく RRS 起動につながった症例」に着目し，何がよかったのか，そのヒントを探る。そして，それらを組織全体に落とし込んでいくことで，RRS をより確固たるものにしていく。当院では，他章で説明しているとおり，CCOT-rapid response team（RRT）-medical emergency team（MET）の 3 段階方式（three-tier システム）による RRS 体制を構築している[*2]。この連携がうまく働き早期介入に至った Good Job 症例は，チーム全体や関連する部署に共有し，モチベーションの向上につなげている。

④サーベイランスでデータを集めて問題意識を共有する

繰り返しになるが，RRS の運用においてデータの収集（サーベイランス）は非常に重要である。当院では Excel シートを用いて月ごとの起動実績を収集し数値化している。このデータや問題事項，問題症例に関しては，RRS 運営委員会でのデータ蓄積にとどめるだけではなく，病院管理者のミーティングでも定期的に実績報告をし，施設全体への問題意識共有の一助としている[*3]。具体的項目の一例として，起動件数が少ないこと，RRS 起動後の患者の転帰を共有し，施設全体に起動件数が増えないと本来助かるはずの患者を救えないという問題意識を共有することでスタッフの教育や，危機感にもつながると考えられる。

---

*2　「運用例 4 聖マリアンナ医科大学病院」の章を参照。

*3　収集すべきデータや測定すべきアウトカムについては「起動時の記録記載およびデータ収集」「測定すべきアウトカム指標」の章を参照。

また，RRS を院内で定着させるためには絶対的リーダーの存在，管理部門の協力は必須といえる。実際に具体的なデータ（数字）を示すことで協力する体制・文化をつくりあげることができるだろう。

⑤起動しにくい要因がないか調査する（責めない環境づくり）

毎月の RRS 運営委員会で起動症例の振り返りを行うなかで，ある特定の部署や診療科からの起動件数が少ない，起動が遅い，といった問題点が抽出されることがある。他には，看護師は「異常の認識」は適切にできていたが，主治医に報告したところそれ以上の行動を止められ，起動につなげてられていなかったこともある。今まで当院で抽出された問題点として，
・主治医に報告すること，RRS を呼ぶことがためらわれた
・主治医に報告したが，RRS は呼ばなくてよいといわれた
・RRS を呼んだことをのちに主治医から叱責・否定された
がある。これらに関してある特定の医師や診療科，部署に何らかの事情がある場合は慎重に対処する必要がある。他には，
・RRS を呼んだが「何で呼んだの」と責められたように感じた
・RRS を呼んだ時にうまく説明ができず，怒られたように感じた
といった，対応チーム側に問題がある症例もあった。
　起動する側だけでなく，対応チーム側への教育，"thank you for calling" の精神を対応チーム側がもつことも重要となる。また，やはり医師への起動要請がためらわれるといった場合は，リンクナースの参画が有効となることがある。当院の場合は，CCOT や，各診療科配属の NP にまずは相談してもらい，そこから最終的な MET につなげてもらうことで，RRS の敷居を下げる試みをしている。同じ職種での働きかけは，より仲間意識を醸成することができる。よって RRT および CCOT に所属する看護師に積極的に参画してもらうことは非常に有用だと考えている。

⑥自動 track and trigger システムの導入

起動に関して，病棟からの自発的な起動を待つのではなく，強制的に起動することで，患者転帰（死亡率）が改善したとする報告がある他[14]，自動 track and trigger システムを用いることで院内死亡や ICU 入室の減少につながったとする報告もある[15]。
　当院のような縦割り色の強い大学病院でも，実際「自発的な起動を待つ」だけの状況に限界を感じていた。そこで，電子カルテから自動でバイタルサインを抽出，早期警告スコア Early Warning Score（EWS）を算出し，全入院患者を中央一括でモニタリング可能なダッシュボードシステムを導入した。これにより病棟

看護師が電子カルテ上に入力したバイタルサインをもとに自動でスコアを算出し，患者をリスクごとに層別化することが可能となった。さらに，基準値を超えてアラート域に入った場合には自動でRRSが起動する（＝RRTが現地に出動する）システムを導入した。このシステムの導入によって，飛躍的に起動件数を増加させることに成功した。

　この自動起動によるRRSの実働は，その日の担当NPに担ってもらっている。NPは，アラート域に入った患者を能動的にカルテレビューおよび病棟をラウンドし，コードステータスの確認，患者評価，担当医および主治医に連絡をとるところから開始し，そのうえで必要であればMET起動，METへの情報共有，病棟看護師へのモニタリング指示や起動基準の設定を行う。場合によっては医師（担当医，主治医もしくはMET）と相談のうえで検査オーダーや治療介入（酸素投与，流量調整，輸液負荷など）も担う。

…

　各アプローチのポイントを表2にまとめる。施設の状況に合わせて，参考にしていただければ幸いである。

表2　各アプローチのポイント

アプローチ	ポイント
①勉強会，シミュレーションの開催による啓発	RRSについての教育の機会を院内講習会で設ける 起動基準，起動方法を各所に掲示物として貼り出したり，ニュースレターを配信する 院内の看護師教育のコースとコラボレーションする 起動者養成コースなどのシミュレーション教育をとおして啓発する
②問題症例から課題を抽出しフィードバックする	定期的にRRS運営委員会を開催する mortality and morbidity（M&M）カンファレンスを開催するよう依頼する 問題症例の課題を抽出しM&Mカンファレンスの際にフィードバックする 医療安全管理部門より各部署へフィードバックする
③成功症例からヒントをみつける（医療安全のSafety-2）	成功症例を抽出する 成功症例から得たヒントを組織全体に落とし込む
④サーベイランスでデータを集めて問題意識を共有する	データを収集し，具体的な実績を数値化する データ，問題事項，問題症例を定期的に病院管理者に報告する 適宜施設全体へも共有し，スタッフの教育や危機感につなげる 絶対的リーダーを仲間に入れたり，管理部門の協力を得る
⑤起動しにくい要因がないか調査する（責めない環境づくり）	特定の部署や診療科に問題点がないか調査する 対応チーム側への教育を行う 呼びやすい風土をつくる（"thank you for calling"の精神） CCOTやRRTのような組織横断的な役割をする看護師に積極的に参画してもらう
⑥自動track and triggerシステムの導入	早期警告スコア（EWS）を用いた自動RRS起動システムを導入する 自発的な起動を待つのではなく，強制的に起動するシステムを導入する 看護師が能動的にラウンド・必要時介入する積極的なシステムを導入する

CCOT：critical care outreach team，RRT：rapid response team

文　献

1. Devita MA, Bellomo R, Hillman K, et al. Findings of the first consensus conference on medical emergency teams. Crit Care Med 2006；34：2463-78. PMID：16878033

2. Jones D, Bellomo R, DeVita MA. Effectiveness of the medical emergency team：the importance of dose. Crit Care 2009；13：313. PMID：19825203

3. DeVita MA. Use of medical emergency team responses to reduce hospital cardiopulmonary arrests. Qual Saf Health Care 2004；13：251-4. PMID：15289626

4. Lyons PG, Edelson DP, Churpek MM. Rapid response systems. Resuscitation 2018；128：191-7. PMID：29777740

5. Davies O, DeVita MA, Ayinla R, et al. Barriers to activation of the rapid response system. Resuscitation 2014；85：1557-61. PMID：25108061

6. Radeschi G, Urso F, Campagna S, et al. Factors affecting attitudes and barriers to a medical emergency team among nurses and medical doctors：a multi-centre survey. Resuscitation 2015；88：92-8. PMID：25578292

7. Astroth KS, Woith WM, Jenkins SH, et al. A measure of facilitators and barriers to rapid response team activation. Appl Nurs Res 2017；33：175-9. PMID：28096014

8. Shearer B, Marshall S, Buist MD, et al. What stops hospital clinical staff from following protocols? An analysis of the incidence and factors behind the failure of bedside clinical staff to activate the rapid response system in a multi-campus Australian metropolitan healthcare service. BMJ Qual Saf 2012；21：569-75. PMID：22626737

9. 小池朋孝，中川雅史，下澤信彦ほか．本邦で院内救急体制（RRS）を普及する際の障壁とその解決策（The implementation of rapid response system in Japanese hospitals：its obstacles and possible solutions）．日救急医会誌 2017；28：219-29.

10. Hecht JD, Yoder LH, Danesh V, et al. A systematic review of the facilitators and barriers to rapid response team activation. Worldviews Evid Based Nurs 2024；21：148-57. PMID：38159058

11. Tilley M, Spencer K. Perceived barriers to rapid response team activation among nurses. Am J Nurs 2020；120：52-60. PMID：32590595

12. Song MJ, Lee YJ. Strategies for successful implementation and permanent maintenance of a rapid response system. Korean J Intern Med 2021；36：1031-9. PMID：34399572

13. 小松原明哲．Safety-Ⅰと Safety-Ⅱ：安全におけるヒューマンファクターズの理論構造と方法論．安全工学 2017；56：230-7.

14. Jones CM, Bleyer AJ, Petree B. Evolution of a rapid response system from voluntary to mandatory activation. Jt Comm J Qual Patient Saf 2010；36：266-70, 241. PMID：20564888

15. Escobar GJ, Liu VX, Schuler A, et al. Automated identification of adults at risk for in-hospital clinical deterioration. N Engl J Med 2020；383：1951-60. PMID：33176085

谷井　梨美

起動が遅い

ポイント
- RRS の起動の遅れは入院患者の不利益につながる可能性がある。
- RRS 起動症例について，起動の適時性を定期的に評価することが重要である。
- RRS 起動症例の重症度サーベイランスや，起動が遅かった症例から障壁となる要因を抽出し分析したうえで，対応することが重要である。
- 起動する側が RRS の起動に際して不安を抱かないような対応チームスタッフの姿勢や態度も重要である。

▶ RRS の障壁となる「起動が遅い」

RRS では重症化する前にその徴候をとらえ，早期に対応することで転帰の改善をはかるが，そのような RRS の利点を阻害するいくつかの因子についても報告されている[1]。RRS は 4 要素から構成されており，「RRS の起動が遅い」については主に起動要素の問題であり，起動遅延 afferent limb failure と呼ばれている。起動遅延は死亡率の上昇や入院期間の長期化と関連があることが指摘されており[2]，RRS を効果的に運用するうえで解決しなければならない問題である。起動遅延は起動に至るまでの各ステップで生じ得るが，逸脱したバイタルサインなど患者に生じた異常が認識・記録されないことが最初の問題となる。

MERIT study[3] においては，心停止患者の 30% で，15 分以上前に RRS 起動基準を満たすバイタルサインなどの異常が検出されているにもかかわらず，実際には起動されていなかったことが明らかになっている。また，呼吸回数は入院患者の心停止の予測に有用であることが報告されているにもかかわらず[4]，バイタルサインのなかで最も記録が不十分であることも指摘されている[5]。

バイタルサインの記録漏れは急変患者の 70% 以上で生じているとも報告されており[3]，起動遅延の一因となっている。さらに，バイタルサインの異常が認識されたうえでも RRS が適切なタイミングで起動されないこともしばしばみられる。特に患者の状態に大きな変化がないようにみえる場合に，病棟のスタッフが「誤報」をおそれ，RRS が適切なタイミングで起動されないことも知られている[1]。

このような RRS の起動に関する問題については，日本での RRS 医療安全講習

会の参加者を対象としたアンケート調査[6] においても最も多くの回答者が RRS を導入するうえでの「障壁」であると回答するなど，多くの医療従事者が現場での異常の認識から RRS の起動の部分に困難を感じていることが明らかとなっている。以下に「RRS の起動が遅い」という問題点へのアプローチ方法について紹介する。

▶「起動が遅い」へのアプローチ

RRS 起動症例における重症度のサーベイランス

最初のアプローチは，RRS 起動症例における重症度のサーベイランスである。当該症例に関して RRS の起動のタイミングが適切であったかを評価するためには，個々の症例の振り返り（デブリーフィング）が欠かせない。まず RRS 起動症例の重症度を個別に評価するために評価基準を定める必要がある。その際，起動基準にも用いられる National Early Warning Score（NEWS）などのスコアリングシステムを活用してもよい[7]。

次に，起動症例に関する詳細なデータを電子カルテなどから収集し，設定した重症度評価基準に従って評価を行う。収集したデータをもとに重症度の変化や分布をモニタリングするシステムを構築すると評価がしやすい。このようなサーベイランス結果は RRS 運営委員会などで定期的に評価を行い，RRS の起動が適切なタイミングで，適切に行われているのかを評価する必要がある。

RRS 起動症例の重症度を振り返るなかで，起動基準を満たしたタイミングと，実際に起動されたタイミングとの時差が生じている症例を抽出していく。

起動の障壁となる要因の抽出・分析

次はそれらの症例から，RRS の起動の障壁となる要因を抽出し分析していく。

このような時に有用な原因分析評価の 1 つとして root cause analysis（RCA）がある。RCA は事故などの問題が生じた際に，根本原因を究明しその再発を防止するための手法であり，医療分野をはじめ航空分野や工業分野など幅広い分野で用いられている[*1]。RCA の具体的な手法は，用いられる分野などで異なる可能性があるため，ここでは RCA の一例としてとらえていただきたい。

---

*1　過去の代表的な実用例としては，1970 年アポロ 13 号で発生した酸素タンク爆発事故や，2009～2010 年にかけて発生したトヨタ自動車のアクセルペダルの問題に起因する大規模リコールなどが挙げられる。

RCA の 5 つのステップ

RCA には主に以下の 5 つのステップがある[8]。
①問題の定義：問題や事故の具体的な内容を明確にする。
②データ収集：問題発生時のデータや証拠を収集し状況を明らかにする。
③原因の特定：収集したデータを分析し問題の根本原因を特定する。
④改善策の策定：根本原因に対する効果的な改善策を策定する。
⑤実施と評価：改善策を実施し，その効果を評価する。

■「③原因の特定」に用いられるツール

「③原因の特定」においては，さまざまなツールを用いて根本原因の特定を行う。代表的なツールとしては，なぜなぜ分析（5 Whys 分析），特性要因図（Ishikawa Diagram）などが知られている。

　なぜなぜ分析はある問題が生じた際に，その問題を引き起こした要因（「なぜ」）を考察し，さらにその要因を引き起こした要因（「なぜ」）を考察することを繰り返すことにより，当該問題の根本原因の特定を行うツールである[9]。

　特性要因図は魚骨図（Fishbone Diagram）とも呼ばれ，問題の原因を視覚的に整理するためのツールである。図の右端（魚の頭部にあたる位置）に「問題」や「効果」として解決すべき事象を定義し，続いて問題の原因を主要なカテゴリー（例：人，機械，方法，物品，環境，測定）に分け，それぞれのカテゴリーを背骨から枝分かれさせる。次に，各主要カテゴリーからさらに詳細な要因を枝分かれさせ，作成した図をもとに要因を分析し，根本原因を特定する[10]。

…

以上の 5 つのステップとなぜなぜ分析を用いて，「症例の状態が数時間前から増悪していたにもかかわらず，RRS の起動が遅かった」という問題を一例に，簡易的に RCA を活用してみると表 1 になる。こうすることで，RRS の起動が遅れた原因を特定し，再発防止策を講じることができる。

　また，特性要因図を作成すると図 1 のようになり，この図をもとにして問題の根本原因を特定し改善策を講じることもできる。

アプローチを活用するための RRS 運営委員会

これらのアプローチを十分に活用するために，RRS の運用に関する定期的な協議の場（RRS 運営委員会）を設けて RRS 起動症例について評価を行い，必要に応じて対応策を講じる必要がある[11]。

　千葉大学医学部附属病院（以下，当院）においても月に 1 回 RRS 運営委員会[*2] を

---

*2　当院では MET ワーキンググループと呼称している。

表1 root cause analysis（RCA）の活用例

①問題の定義
問題：症例の状態が数時間前から増悪していたにもかかわらず，RRSの起動が遅かった
影響：症例の全身状態がさらに増悪し，救命処置が遅れた

②データ収集
症例記録：バイタルサイン，診療記録，経過表
スタッフの証言：看護師や医師の証言，症例に対応した時刻と内容
システムログ：RRSの起動記録
手順書：緊急時の対応マニュアル，RRS起動基準

③原因の特定（なぜなぜ分析）
なぜRRSの起動が遅かったのか？　→症例の病状増悪を早期に認識できなかったから
なぜ病状増悪を早期に認識できなかったのか？　→バイタルサインの異常を見逃したから
なぜバイタルサインの異常を見逃したのか？　→スタッフの判断基準が曖昧だったから
なぜスタッフの判断基準が曖昧だったのか？　→RRSの起動基準が明確ではなかったから
なぜRRSの起動基準が明確ではなかったのか？　→起動基準の教育やトレーニングが不十分だったから

④改善策の策定
スタッフ教育の強化：RRS起動基準や緊急時の対応マニュアルに関する定期的な教育とトレーニングを実施する
手順の見直し：緊急時の対応マニュアルの見直しと簡素化，明確な起動基準の設定をする
コミュニケーションの強化：病棟スタッフと対応チーム間での情報共有の促進とコミュニケーションツールの導入をする
モニタリングの強化：患者のバイタルサインをリアルタイムでモニタリングし，異常を即時に通知するシステムを導入する

⑤実施と評価
実施：改善策を計画に沿って実行し，スタッフに対する新しい手順やシステムの導入を行う
評価：定期的に改善策の効果を評価し，必要に応じてさらなる改善を行う

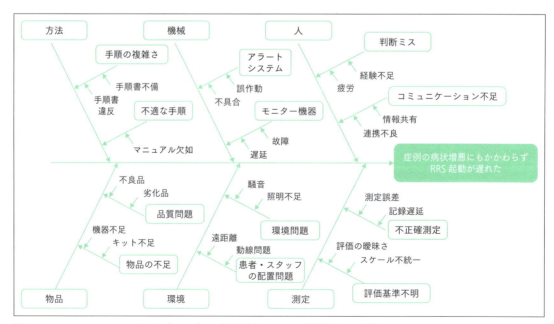

図1 root cause analysis（RCA）の活用例における特性要因図例

開催し，前月のRRS起動症例について振り返りを行っている。実際にRRSの起動が遅かったと思われる症例については，委員会で事例を分析し対応策を考える。またより早いRRSの起動，より早いRRSの介入が患者の救命において重要であることを，院内の全スタッフが受講を義務付けられている医療安全セミナーにおいて抽象化した事案で紹介するなど，折りに触れて周知・教育している。

なお，「起動が遅い」ことについて当該病棟などにフィードバックする際には，具体的・客観的な事実にもとづいた建設的なフィードバックをすることが重要である。また，改善点についても具体的で行動可能な改善策を提案することが重要であるため，当該部署と協議しながら対応を検討するとよい。RRSを起動したことに対するポジティブな評価も伝えながら，相手の立場を理解してフィードバックすることが大事であり，決して起動した部署に対する懲罰的なアプローチとならないよう気をつけなければいけない。

▶起動を促す文化づくり

病棟の看護師は，RRSの起動に際して，不必要な起動になるのではないかという不安や，起動に関する責任の重さから躊躇してしまい，起動が遅くなる一因となることが知られている[12]。

また，対応チーム側の振る舞いの悪さが起動の遅れに影響していることも指摘されている[13]。対応チームのスタッフはこのような障壁があることを認識し，たとえオーバートリアージであったとしても，それを許容する姿勢でいることが重要である。当院でも前述した医療安全セミナーなどにおいて「呼んでくれてありがとう」（thank you for calling）の精神を前面に出し迅速なRRS起動を促している（図2）。

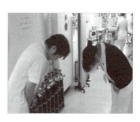

図2　医療安全セミナーでの啓発活動

文 献

1. Olsen SL, Søreide E, Hillman K, et al. Succeeding with rapid response systems — a never-ending process：a systematic review of how health-care professionals perceive facilitators and barriers within the limbs of the RRS. Resuscitation 2019；144：75-90. PMID：31525405

2. Reardon PM, Fernando SM, Murphy K, et al. Factors associated with delayed rapid response team activation. J Crit Care 2018；46：73-8. PMID：29705408

3. Hilman K, Chen J, Cretikos M, et al. Introduction of the medical emergency team（MET）system：a cluster-randomised controlled trial. Lancet 2005；365：2091-7. PMID：15964445

4. Fieselmann JF, Hendryx MS, Helms CM, et al. Respiratory rate predicts cardiopulmonary arrest for internal medicine inpatient. 1993；8：354-60. PMID：8410395

5. Cretikos MA, Bellomo R, Hilman K, et al. Respiratory rate：the neglected vital sign. Med J Aust 2008；188：657-9. PMID：18513176

6. 小池朋孝，中川雅史，下澤信彦ほか．本邦で院内救急体制（RRS）を普及する際の障壁とその解決策（The implementation of rapid response system in Japanese hospitals：its obstacles and possible solutions）．日救急医会誌 2017；28：219-29.

7. Royal College of Physicians. National Early Warning Score（NEWS）：standardising the assessment of acute-illness severity in the NHS. 2012 年 7 月.《https://archive-rcplondon.zedcloud.co.uk/file/national-early-warning-score-news-standardising-assessment-acute-illness-severity-nhs》（2024 年 4 月 1 日閲覧）

8. Charles R, Hood B, Derosier JM, et al. How to perform a root cause analysis for workup and future prevention of medical errors：a review. Patient Saf Surg 2016；10：20. PMID：27688807

9. Institute for Healthcare Improvement. 5 Whys：finding the root cause.《https://www.ihi.org/resources/tools/5-whys-finding-root-cause》（2024 年 8 月 5 日閲覧）

10. Calvalho R, Lobo M, Oliveira M, et al. Analysis of root causes of problems affecting the quality of hospital administrative data：a systematic review and Ishikawa diagram. Int J Med Inform 2021；156：104584. PMID：34634526

11. Xu MK, Dobson KG, Thabane L, et al. Evaluating the effect of delayed activation of rapid response teams on patient outcomes：a systematic review protocol. Syst Rev 2018；7：42. PMID：29523180

12. Hayashi Y, Niitani M, Shime N. Nurses' difficulties with the rapid reponse system. J Jpn Soc Intensive Care Med 2020；27：505-7.

13. Petersen JA, Rasmussen LS, Rydahl-Hansen S. Barriers and facilitating factors related to use of early warning score among acute care nurses：a qualitative study. BMC Emerg Med 2017；17：36. PMID：29191159

富田 啓介

何をもって
効果があるとするか

ポイント
- RRS の目的は，患者の防ぎ得る急変・重症化の予防にある。
- RRS のプライマリアウトカムは防ぎ得る「予測可能な心停止」である。
- RRS の効果を測定し評価するには，医療情報部門や医療安全管理部門との協働が鍵になる。

▶起動件数目標に惑わされず，RRS の目的を明確化し指標を定める：1000 入院あたり 25 件以上の起動件数レースは本質的か？

これまで，文献[1]上では 1000 入院あたり 25 件以上の RRS 起動件数があると死亡率を下げることに関連していると報告があり，有効な RRS を目指すうえで 1 つの目標とされてきた。しかし起動件数は，あくまで RRS が機能しているかを示すプロセス評価指標の 1 つに過ぎないため，近年では再考の動きもある。

RRS の導入期における，院内に周知されシステムとして機能し始めたかの評価であれば，RRS で評価や介入をした件数はよい指標と考える。この側面からは critical care outreach team（CCOT）などのプロアクティブラウンドでの介入件数や，起動件数が増えることもよい指標となるだろう。

改めて原点に戻ると，RRS の目的は患者の防ぎ得る急変・重症化の予防にある。本質的なアウトカムは防ぎ得る急変・重症化が予防できたかにあり，その代用指標として，予測可能な心停止の減少や，急変・重症化の徴候に気づき，評価し，集中治療を適用するまでを迅速にできたかの適時性が評価される。そのためにはまず対象，すなわち急変・重症化を防ぐべき入院患者を明確化し，毎日何人が院内に入院しているのか（分母）を測定する必要がある。

本章では明確化した対象を分母にし，アウトカム代用指標の発生件数を分子として評価することを前提に述べる。

▶アプローチ1：分母を明確にする

まず分母として，院内で「RRSの対象は誰か」について共通認識をもつことが必要である。RRSの対象となるのは，急変・重症化を防ぐべき患者である。すなわち緩和ケア病棟や，すでに「専門家による集中治療を受けている病棟」を除く入院患者となる。

例えば，筆者が以前に所属していた施設は小児集中治療室（PICU）と院内こども病院を有し，小児入院患者と成人入院患者で異なる対応チームを運用していたため，対象患者を分けていた。一方で現在所属する東京医科歯科大学病院[1]（以下，当院）では，小児・成人問わずRRSの対象としている。

また，ICUに関してはいずれの施設も入室患者全例に集中治療医が関与するユニットであったが，いわゆるオープンICUをはじめとしてICUやハイケアユニット（HCU）の名称で運用されていても，「専門家による集中治療を受けている病棟」でない場合，そこに在室する患者も対象とされるかもしれない。

観察期間も考慮に入れる

RRSの効果を評価するにあたっては，分母として対象患者数の他に観察期間の要素も必要となる。国際RRS学会（iSRRS）からは，観察された対象者と，各対象者についての観察期間を同時に考慮に入れた人−日（patient days）が推奨されている[2]。入院期間中は何度でも病状増悪する可能性があることをふまえれば，分母を（新）入院患者数にすることは適さないとも考えられる。

データの取得方法

データをどのように集めるか（取得するか）であるが，将来的に行うRRSの介入における対象選定や効果測定を見越して，まず病棟ごと，月ごとにデータを分析できるよう取得したい。

延べ入院患者数は各施設の臨床指標としてカウントされているが，RRSの対象ではない緩和ケア病棟の入院患者も含まれる。そこで前述した「RRSの対象は誰か」の共通認識が院内でできていれば，RRSの対象となる延べ入院患者数を算出することは容易となる。例えば筆者は，RRS導入に際して，施設の関連部門とRRSの対象患者を共有したうえで，医療情報部門と協働して自動計算の早期警告スコアEarly Warning Score（EWS）アプリケーションを作成した。そこから必要な延べ入院患者数のデータを取得していた。また，現在は医療情報部

---

*1　2024年10月以降は「東京科学大学病院」となる。

門と協働し，院内の情報が蓄積されている電子カルテのデータウェアハウスを用いて，RRS 対象患者を絞り，対象期間中の延べ入院患者数を算出している。

▶アプローチ 2：各分子を測定する

次にアウトカムを評価するための分子となる代用指標を実際どのように収集するかについて述べる。RRS のプライマリアウトカムは入院患者の防ぎ得る「予測可能な心停止」であるが，どのようにその数を把握すればいいのか，具体的に例示する。

院内心停止数や死亡数のデータは，施設全体の医療の質にかかわるため，RRS のチームや集中治療部や救急科といった特定の部門や診療科ではなく，施設の医療安全管理部門などの管轄下において，概念を共有したうえで収集することが望ましい。

効果指標とする各分子について，発生数の測定は医療情報部門と協働して電子カルテと合わせて一般的に利用されているデータウェアハウスから抽出可能である。

正確な抽出に向けては，まず心停止を例に挙げる。すなわち有効な循環が得られない非還流リズムとして胸骨圧迫や除細動を受けた患者の記録・報告が漏れなくされている必要がある。筆者の経験からいえば，院内心停止数や死亡数は多くの場合，医療安全管理部門によって把握されており，「一般病棟で発生した心停止」などを区別できるよう RRS の効果指標の定義を医療安全管理部門に共有しておくと，収集の際に役立つ。

予測可能な心停止

「予測可能な心停止」の評価は，iSRRS の提案によると一般病棟で発生した心停止のうち，心停止直前の 30 分前を除く 24 時間以内に，院内の CCOT や RRS で評価や介入が必要と設定されている基準を満たしていた心停止の数を分子とする[2]。この分母となる「一般病棟で発生した心停止」の収集については前述した。

予期せぬ心停止，予期せぬ死亡

「do-not-attempt-resuscitation（DNAR）指示なしの心停止，死亡」は予期せぬ心停止，死亡か？

これまで日本では日本院内救急検討会により，DNAR 指示がない患者の心停止を「予期せぬ心停止」，事前 DNAR 指示のない死亡を「予期せぬ死亡」と定義

され，多くの施設でこれを評価してきた。しかし，国際的には予期せぬ心停止とDNARの概念は含まれなくなっている[2]。DNARは，あくまで心停止時のコードステータスであり，患者の価値観も密接に関与する。コードブルーや急変対応の評価であればまだしも，RRSのような心停止を防ぐ活動の評価に持ち込む概念としては適さないと考えられる。

それだけではなく，経験上，DNARの概念を使用して正確なデータを収集するのはきわめて難しい現状がある。実際に当院では，2024年7月時点でDNARの意向が入院患者全例に確認できていない。また医療従事者間のDNARについての理解に相違があり，共通認識がいまだ形成できていない状況にある。それらの状況から，DNAR指示の有無を基準にした「予期せぬ心停止」は適用できないと判断せざるを得なかった。

そこで，DNARの概念を用いることなく「予期せぬ心停止」と「予期せぬ死亡」を評価するとすれば，日本の各施設で使用可能な「予期」の概念を用いて，これまで測定した一例を紹介する。

「予期せぬ心停止」の定義

「予期せぬ心停止」の定義としては，日本の各施設の医療安全対策として実施されている患者の有害事象の把握，インシデントレポートの基準を取り上げた。当院では，バイタルサインの高度変化が発生し，人工呼吸器の装着など濃厚な処置や治療を要したもののうち，(a) 急変を予測したことが患者・患者家族に説明されていること，(b) 対応チームに相談したことの2点が記録されている場合は予期して対応が検討されたものとして，(a)(b) のないものは予期せぬ有害事象として，インシデントレポートで分類され，報告することになっている。そこでこのレポートのうち，心停止・心肺蘇生・胸骨圧迫の事象が発生したことが記録されているものを予期せぬ心停止としてきた。

「予期せぬ死亡」の定義

「予期せぬ死亡」の定義としては，医療法施行規則第1条の10の2（表1）を挙げたい。日本では平成27年以降，医療法施行規則第1条の10の2で「当該病院等における死亡及び死産の確実な把握のための体制」として施設における死亡および死産事例が発生したことが施設などの管理者に遺漏なく速やかに報告される体制が求められている。これは医療事故の再発防止を主眼とした体制づくりではあるが，「予期せぬ死亡」の考え方が明記されている[3]。ここでの「予期」についての考え方が，前述したインシデントレポートでの「予期」の評価にも同様に用いられていることに気づかれることと思う。

当院では医療安全管理部門が主催する院内死亡症例検討会が表1の定義をも

表 1　医療法施行規則第 1 条の 10 の 2（医療事故の報告）

（1）病院等の管理者が，当該医療が提供される前に当該医療従事者等が当該医療の提供を受ける者又はその家族に対して当該死亡又は死産が予期される事を説明していたと認めたもの

（2）病院等の管理者が，当該医療が提供される前に当該医療従事者等が当該死亡又は死産が予期される事を当該医療の提供を受ける者に係る診療録その他の文書等に記録していたと認めたもの

（3）病院等の管理者が，当該医療を提供した医療従事者等からの事情の聴取及び第 1 条の 11 第 1 項第 2 号の委員会からの意見の聴取（当該委員会を開催している場合に限る。）を行った上で，当該医療が提供される前に当該医療従事者等が当該死亡又は死産を予期していたと認めたもの

とに死亡の全例について検討している。

▶アプローチ 3：早期介入の指標を設定する

RRS の本質的なアウトカム（防ぎ得る急変・重症化が予防できたか）のもう 1 つの代用指標，「急変・重症化の徴候に気づき，評価し，集中治療を適用するまでを迅速にできたかの適時性」すなわち早期介入できたかの評価について述べる。

病状増悪時の対応と集中治療適用の介入の適時性

iSRRS の報告で示されている指標によると，早期に介入できたかを示すには，その日の ICU 病床の空き具合などの環境要因が影響する ICU 入室率よりも，救命救急の知識とスキルを備えたスタッフが評価や介入までに要した時間，すなわち適時性を評価するのがよいとされる[2]。また，この早期に介入できた適時性の副次的効果としては，一般病棟から ICU に入室した患者の ICU 滞在日数から，介入の遅延についても評価できる。表 2 に文献で示された内容を抜粋する。

早期介入の副次的効果指標
（敗血症バンドル順守率，重症度スコアや EWS）

その他，早期介入の副次的な効果指標としては，敗血症バンドルの順守率の上昇が使用できるかもしれない。敗血症の初期対応は時間との勝負であり，敗血症バンドルでは，National Early Warning Score（NEWS）などを用いてショック徴候をスクリーニングする。敗血症を疑えば直ちに治療介入を開始し ICU 入室の検討が推奨される[4]。つまり，RRS で院内の急変リスク患者への早期介入が進めば，そのなかに含まれる敗血症患者に関するバンドルの順守率上昇として反映さ

表2　国際 RRS 学会（iSRRS）が示す適時性の評価

（1）評価（病状増悪時の対応）の適時性

critical care outreach team（CCOT）に相談するか，対応チームの起動基準を満たす患者のうち，院内の決められたタイミングで評価を受けた患者の割合

（2）介入（集中治療適用）の適時性

CCOT に相談するか，対応チームの起動基準を満たす患者のうち，過去 24 時間において相談や起動すべき基準を超えてから 6 時間以内に集中治療が適用*された患者の割合

早期介入の副次的効果

ICU 入室前の 24 時間に起動基準を超えていた患者の ICU 滞在日数〔（1）（2）の遅延あり/なしについて〕

* 　血管作動薬の投与，人工呼吸器（侵襲的または非侵襲的），継続的な動脈圧モニタリング，その他の高度なモニタリング，または大量輸液や血液製剤の投与を受けた患者（施設の場所は問わない）。

（文献 2 より抜粋）

れると考えられる。

　また，もし重症度スコアや EWS を早期介入の副次的な効果指標として評価するのであれば，ICU 入室を基点にせず，RRS 起動時あるいは集中治療適用時の重症度スコアや EWS を評価することが適切であろう。

▶アプローチ 4：予防の取り組みを評価する

　院外心停止と比較し，院内心停止患者の転帰が不良であるとして RRS は発展してきた。しかし，RRS の起動で対応した患者の転帰も不良であることが報告されている[5]。そのため RRS に関する論文のキーワードも，近年は蘇生や死亡よりも病状増悪や予測に変化しており[6]，このようなトレンドのなかで CCOT などのプロアクティブラウンドでの予防の取り組みが重要視されてきた。

　予防の評価はプロセス評価として重要であるが，現時点で，国内外で合意形成された評価指標は示されていないので，ここからは筆者の考えを提示したい。予防の評価は，1 つは前述した早期介入の評価において，対応チームが起動される以前の評価や介入（EWS の活用や CCOT などの活動），そのための教育などで評価できると考える。もう 1 つは RRS の障壁に関する評価である[7]。

RRS の障壁となる院内の文化

　導入期から成熟期において，効果的な予防を実現するうえでボトルネックになるのが院内の文化である。RRS で呼ばれてから行く対応チームの信条は"thank you for calling" だが，プロアクティブラウンドの CCOT の信条は，かかわる人すべてへの「敬意」（respect for all）にある。しかし，対応チームの態度がよいだけでは有効な RRS は実現しない。繰り返しになるが RRS の目的は，患者の望む医療やケアを提供する場における急変・重症化の予防にある。主体である入院患者本人と患者家族を中心に，医療従事者のなかでは最も入院患者に近い病棟の看護師が予防の要であり，バイタルサインの観察から急変の徴候の察知，報告を含めた対応やケアに至るまでを担う。しかし，現場に医師をピラミッドの頂上に据えたヒエラルキー構造があると，病棟看護師が力を発揮できず，チーム医療を逆行させ，RRS の障壁となることが知られている。また，患者本人の望まない心肺蘇生や望まない侵襲的治療が提供されると，患者の身体や尊厳のみならず，かかわる人すべてが傷つく。急変してしまう前に，また患者本人と対話できなくなる前に，患者の望む医療やケアについてアドバンス・ケア・プランニング（ACP）や治療限界の共有，意思決定や合意形成がなされることが理想である。これはすなわち患者中心の医療[8]の実現であり，この点こそが効果的な RRS の基盤となる。そのために現場の患者中心の医療の実現を目指す文化の醸成は，RRS で取り組むべき課題となる。

RRS に欠かせない 3 つの文化と 6 つの文書化

表3 に，ごく一般的だが RRS が効果的に機能するために欠かせない 3 つの文化と，病状増悪以前に RRS が寄与し得る活動の 6 つの文書化を挙げる。対応チームを有さない未成熟な CCOT のみでもこれらの文化の醸成を進めている施設で，それでも存在するピットフォールを埋め，さらなる促進を主眼にした CCOT の活動であれば，アウトカムが改善する可能性もある[10]。

また文書化は，アプローチ 2 で述べたアウトカムのうち，死亡に関する評価

表3　RRS が効果的に機能するために欠かせない 3 つの文化と，
　　　病状増悪以前に RRS が寄与し得る活動の文書化の例

文化	①患者・患者家族が，患者本人の望む医療やケアについて医療従事者にはっきりいえる文化があるか ②患者本人の最善の利益 best interest[9] を目指した対話ができる文化があるか ③上記についてすべての医療従事者が対等に意見をいえる文化があるか
文書化 （あり/なし）	①意思決定支援に関する指針 ②意思決定や合意形成プロセス ③アドバンス・ケア・プランニング（ACP） ④治療限界およびケア目標 ⑤死亡症例レビュー ⑥コードステータス

項目の精度にもかかわる[11]。文化の醸成と文書化の実現は，結果として生活の質（QOL）または Quality of Death の向上や緩和ケアの充実にもつながる。

▶各フェーズで取り組むべきこと

導入期

RRS 導入期には，変化をとらえていくための過去から現在のデータ収集と整理・分析が必要である。これがないと，患者の急変や RRS の起動，コードブルー，心停止が増えたのか，それとも報告や記録ができていなかった有害事象がきちんと把握できるようになったのかの判別がつかない。欠測データや記録の不足などの課題に加えて，アプローチ 4 に示した文化の醸成において早期介入の障壁になる組織の課題を明確にし，それらに並行して取り組むことになる。文化の醸成を経て RRS が軌道に乗ってきた時期には，導入期にとらえた課題解決の程度とともに，早期介入についての変化を評価し，アウトカムの評価を始めることができるだろう。

成熟期

RRS の成熟の本質は，施設全体が患者の望む医療やケアを提供する場として成熟していくことにある。最近までの知見から，効果がありそうな RRS の要素や機能を整え，実践し，測定し得るすべての効果指標となるデータを収集し，評価するまでを完璧にできている施設はない。例えば，患者・患者家族が RRS を起動できる手段を提供することは，RRS が目指すゴール達成に向けて不可欠なステップとされるが，これは RRS が定着した国においてもいまだ実現が目指されている段階である[12]。しかし，RRS の機能がすでに整えられていてこそ，患者・患者家族の起動に関する改善が目指せるのであり，そういった視点からは，そこに至るまでの時期を成熟期と呼ぶのかもしれない。

　RRS の最終完成形があるとすれば，防ぎ得る心停止を防ぐことが達成され，それでも防ぎ得る心停止を発生させないことへ質改善を継続している RRS が，該当するのであろう。

文　献

1. Jones D, Bellomo R, Devita MA. Effectiveness of the medical emergency team：the importance of dose. Crit Care 2009；13：313-7. PMID：19825203
2. Subbe CP, Bannard-Smith J, Bunch J, et al. Quality metrics for the evaluation of rapid response systems：proceedings from the third international consensus conference on rapid response systems. Resuscitation 2019；141：1-12. PMID：31129229

3. 厚生労働省. 医療法施行規則（昭和二十三年十一月五日）（厚生省令第五十号）. 《https://www.mhlw.go.jp/web/t_doc?dataId=80092000&dataType=0&pageNo=1》（2024 年 4 月 10 日閲覧）

4. Evans L, Rhodes A., Alhazzani W, et al. Surviving sepsis campaign：international guidelines for management of sepsis and septic shock 2021. Crit Care Med 2021；49：e1063-143. PMID：34605781

5. Fujiwara S, Koike T, Moriyasu M., et al. A retrospective study of in-hospital cardiac arrest. Acute Med Surg 2016；3：320-5. PMID：29123806

6. Hao J, Huang Y, Su J, et al. Emergency and rapid response systems：a bibliometric analysis. Ann Transl Med 2022；10：311. PMID：35433985

7. Olsen S L, Søreide E, Hillman K, et al. Succeeding with rapid response systems - a never-ending process：a systematic review of how health-care professionals perceive facilitators and barriers within the limbs of the RRS. Resuscitation 2019；144：75-90. PMID：31525405

8. New England Journal of Medicine Catalyst. What is patient-centered care? 2017 年 1 月. 《https://catalyst.nejm.org/doi/full/10.1056/CAT.17.0559》（2024 年 7 月 18 日 閲覧）

9. Beauchamp TL, Childress JF. Principles of Biomedical Ethics, 8th ed. New York：Oxford University Press, 2019.

10. Noguchi A, Yokota I, Kimura T, et al. NURSE-LED proactive rounding and automatic early-warning score systems to prevent resuscitation incidences among Adults in ward-based Hospitalised patients. Heliyon 2023；9：e17155. PMID：37484413

11. Olsen SL, Nedrebø, BS, Strand, K, et al. Reduction in omission events after implementing a rapid response system：a mortality review in a department of gastrointestinal surgery. BMC Health Serv Res 2023；23：179. PMID：36810005

12. Haegdorens F, Edwards E, So R, et al. The third medical emergency teams - hospital outcomes in a day（METHOD3）study：the application of quality metrics for rapid response systems around the world. Resusc Plus 2023；16：100502. PMID：38026138

野口 綾子・若林 健二

DNAR指示にまつわる対応はどうすればよいか

ポイント
- RRSをきっかけにdo-not-attempt-resuscitation（DNAR）指示が変更されることがある。
- 医療従事者が患者からケアの目標を引き出し，患者の転帰と患者・患者家族の希望を最も反映した治療計画を立てるための専門知識〔DNAR指示，コードステータス，アドバンス・ケア・プランニング（ACP）〕をもつことが推奨されている。
- RRSが起動された日本の急変成人患者において，起動前にDNAR指示が出されているのは10.6%，起動後にDNAR指示が出されたのは5.6%であり，RRS起動前にDNAR指示が出されている割合は，2014〜2020年で増加傾向であった。
- RRSは，小児患者に対しても治療の差し控えなどの共同意思決定の支援になり得る。RRS起動後に新たな治療の差し控えがされた小児患者の割合は3%であった。

▶ do-not-attempt-resuscitation（DNAR）指示とは

DNAR指示とは，尊厳死の概念に相通ずるもので，癌の末期，老衰，救命の可能性がない患者において，本人または代理者の意思決定を受けて，心停止時に心肺蘇生を行わないことである。心停止以外の状況には適用できないため，適切と思われる他の治療介入に影響を及ぼすべきではない[1]と考えられている。

しかし日本では，患者や代理者の医療拒否権について明確な社会合意が形成されたとはいいがたく，DNAR指示についての政府からの公的なガイドラインは発表されていない。また，ほとんどの急性期病院では，入院時に患者のコードステータスを指示する義務はない。終末期患者に対して，DNAR指示を出す医師もいるが，日本の医師の何割がDNARの指示をしていて，心肺蘇生以外の治療の意思決定にどのような影響を与えているのかを正確に調べた報告は少ない[2]。

▶ RRSはコードステータスを話し合うきっかけになり得る

病状増悪する重症患者に対して，DNAR指示がすでにある，もしくは新たに

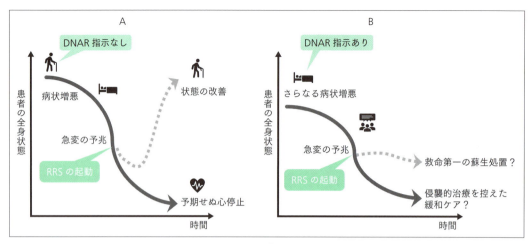

図1 RRS と do-not-attempt-resuscitation（DNAR）指示
A：RRS が対応する患者に DNAR 指示のない場合。
B：RRS が対応する患者に DNAR 指示がすでにある，もしくは新たに DNAR 指示がされ得る場合。

　DNAR 指示がされ得る場合において，救命第一の蘇生処置をすべきか，侵襲的な治療を手控え，緩和ケアに移行し，症状緩和を目指すべきなのか，臨床的に苦悩する現場に遭遇することがある（図1）。近年，死亡などのアウトカムの他に，RRS をきっかけとして，DNAR 指示変更の関与を示唆する研究が注目されており，RRS が DNAR 指示や緩和ケアの議論を促す役割も担い得ることが示唆されている[3,4]。

　2024 年に米国集中治療医学会（SCCM）が発表した ICU 外の重症化リスクのある患者ケアを改善させることに関するガイドラインでは，対応する医療従事者が患者からケアの目標を引き出し，患者の転帰と患者・患者家族の希望を最も反映した治療計画を立てるための専門知識をもつことが推奨されている[5]。また，そのガイドラインのなかでは，RRS のアウトカム指標として，患者のケア目標の変更や緩和ケアへの移行は，ICU 滞在日数や入院期間とほぼ同等の重要度であると考えられている。

▶ DNAR 指示がすでにある患者と RRS 起動後に DNAR 指示が出された患者の割合

日本

　日本の 29 施設から得られた 2012〜2021 年の RRS/院内心停止オンラインレジストリの研究では，RRS 起動前に DNAR 指示がすでにある患者は 10.6% であった。DNAR 指示がすでにある急変患者の ICU やハイケアユニット（HCU）への入室は 51.6% で，30 日死亡率は 58.6% であった。RRS 起動前に DNAR 指示

がない患者のうち，RRS 起動後に DNAR 指示が出された患者は 5.6% であった。DNAR 指示が出された患者の ICU や HCU への入室は 50.1%，30 日死亡率は 75.8% であった。RRS が起動された患者全体の ICU や HCU への入室は 61.6% で，30 日死亡率は 28.5% であり，DNAR 指示がある患者はない患者と比較して，ICU や HCU の入室（ケアのエスカレーション）割合は低く，30 日死亡率は高いことがわかった[6]。

海外

海外の 29 研究をまとめた系統的レビューの結果では，RRS 起動後に治療の差し控え（DNAR 指示を含む）がされた患者の中央値は 8.1%（最小値 2.1%，最大値 25%）であった[7]。

...

RRS 起動後のコードステータスの変更割合は国によって大きく異なり，患者の重症度や基礎疾患，人種や宗教，死生観，DNAR 指示や治療の差し控えの定義に依存すると考察され得る。日本でも，病院機能や患者特性，DNAR 指示の定義が施設間で違う可能性があり，DNAR 指示割合はさまざまであると考えられる。日本と海外（5.6% vs. 8.1%）を比較すると，日本の RRS 起動後のコードステータスの変更割合は少し低い結果であったといえる[6]。

▶ RRS 起動前後の急変患者における DNAR 指示の年次推移

高齢社会を迎えた日本では，緩和ケアや DNAR 指示に対する認識が変化しており，急変患者の DNAR 指示の議論の需要は徐々に高まっていくことが予想される。近年，集中治療領域を中心に，緩和ケアや DNAR 指示に関する学会声明やガイドライン，書籍が複数出版されているが，急変患者の DNAR 指示の割合を経年的に評価した研究はなかった。そこで，日本の RRS/院内心停止オンラインレジストリを利用して，RRS が起動された患者の DNAR 指示の割合の年次推移を 7 年間にわたり評価した研究を紹介する[8]。

　2014〜2020 年にかけて，RRS 起動前に DNAR 指示がすでにある患者割合は 8.0% から 12.4% に増加したが，2017 年には，その割合は一時的に 7.8% に減少した。RRS 起動後に DNAR 指示が出された患者割合は過去 10 年間，5%（最小値 4.4%，最大値 6.6%）で大きな変化はなかった。

　過去数年間のガイドラインや学会声明の出版の影響を受け，急性期病院における医療従事者間で，患者中心の医療や終末期医療に対する意識の変化により，RRS 起動前後に DNAR 指示が出された患者の年次推移は，変化してきた可能性

があると考える。

▶小児患者における RRS 起動前後での治療の差し控えの共同意思決定

今まで，小児患者における治療の差し控えは，悪性腫瘍や AIDS，難治性疾患などの他には ICU 内の患者管理の文脈で語られ，研究されることが多かった。しかしながら，日本の ICU 外の小児患者においても，RRS がきっかけとなり，治療の差し控えに関する共同意思決定が促される可能性はある[9]。日本の RRS/院内心停止オンラインレジストリの研究からは，病状増悪する小児患者の 3% は RRS 起動前にすでに治療の差し控えがあり，3% は RRS 起動後に治療の差し控えがされたことがわかった。治療の差し控えのある小児は，ない小児に比べて集中治療を受ける割合が低く（36% vs. 61%），死亡率も高かった（45% vs. 11%）[9]。

RRS は小児患者に対しても成人と同様に，治療差し控えの共同意思決定の支援になり得る。小児患者に対して RRS が今後どのような役割を担っていくべきかに関しては，さらなる議論が必要である。

▶ DNAR 指示とアドバンス・ケア・プランニング（ACP）

院内での急変や心停止患者の場合，DNAR 指示があるかどうかは，医療従事者にとって必要不可欠な情報である。DNAR 指示の確認を即座に行う工夫により，心肺蘇生などの侵襲的医療行為を行う可能性のある対応チームの初動が，円滑化されることを考慮し，電子カルテの TOP 画面にコードステータスの情報を明記している施設もある[10]。院内では，患者の DNAR 指示に対する医療従事者間の共通認識やカルテ書式の統一が望まれる。

DNAR 指示の範囲の解釈は重要な問題を孕んでいる。コードステータスが DNAR である患者に対して，基礎疾患が進行した心停止の場合にのみ心肺蘇生を控えるのか，それとも事故や虐待による予期せぬ心停止の場合においても心肺蘇生を控えるのかである。また，DNAR 指示がされている患者が，手術や侵襲的医療行為の周術期に，心停止になった場合においては，DNAR 指示は適応されるのであろうか。さらに，DNAR 指示の定義や認識は前述したように施設間で異なっている可能性があり，患者が転院などする際に，DNAR 指示の解釈に曖昧さを生じさせ得る。

このような DNAR 指示に関連する複雑な倫理的問題を克服するためには，意思決定の枠組みのなかで，ACP の概念を適応できると考える。つまり，将来の医療ケアについて，患者・患者家族と医療従事者が繰り返し話し合い，困難かつ

熟慮を要する医療ケアの方針に対して協働して決定することで，DNAR 指示の曖昧さを軽減できる可能性がある[11]。

▶研究の限界と今後の展望

一連の RRS と DNAR の研究により，急変患者に対する DNAR 指示の有無は定量的には評価できているが，緩和ケアの質や共同意思決定のプロセスはまだ評価できていない。したがって，DNAR 指示，治療の差し控え，ACP に関する患者・患者家族との共同意思決定の内容についての深い解釈はできなかった。RRS が起動された急変患者において，対応チームのスタッフ，主治医，担当看護師などの医療従事者と患者・患者家族との間で，患者ケアの目標を引き出し，現病のフェーズや転帰，患者・患者家族の希望を最も反映した治療計画を立て，何らかの治療の差し控えや DNAR 指示などのコードステータスを協働して決定することが理想であると考える（図 2）。

また，前述の研究[6]では DNAR 指示は患者・患者家族，医療従事者の状況，視点，価値観によって変化し得る可能性を示唆している。RRS 起動後に新たに DNAR 指示が出された患者（5.6%）だけでなく，DNAR 指示の撤回（6.7%）が合意されたという事実も強調したい。しかしながら，現在の日本の RRS/院内心停止のオンラインレジストリでは，病状増悪時点または 1 か月後の転帰が含まれるだけで，長期的なコードステータスの変化や転帰，その影響に関しては，追跡調査できていない。

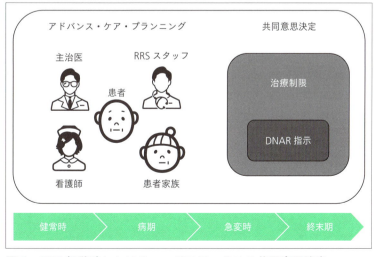

図 2　RRS 起動時におけるコードステータスの共同意思決定
DNAR：do-not-attempt-resuscitation

最後に，前述したような議論の余地のある側面が残っているため，一連の研究結果や考察を解釈する際には注意が必要である。しかしながら，急変患者にかかわる医療従事者は，DNAR指示，コードステータス，ACPにも理解を深めるべきであり，多角的な観点から患者中心の医療の希求に取り組まれなければならないと考える。さらに，日本では，RRSとDNARの研究が不足しているため，今後も同様の研究が施設間で共有されることを願っている。

文　献

1. Council on Ethical and Judicial Affairs, American Medical Association. Guidelines for the appropriate use of do-not-resuscitate orders. JAMA 1991；265：1868-71. PMID：2005737

2. Hiraoka E, Homma Y, Norisue Y, et al. What is the true definition of a "do-not-resuscitate" order? A Japanese perspective. Int J Gen Med 2016；9：213-20. PMID：27418851

3. Jones DA, Bagshaw SM, Barrett J, et al. The role of the medical emergency team in end-of-life care：a multicenter, prospective, observational study. Crit Care Med 2012；40：98-103. PMID：21926596

4. Vazquez R, Gheorghe C, Grigoriyan A, et al. Enhanced end-of-life care associated with deploying a rapid response team：a pilot study. J Hosp Med 2009；4：449-52. PMID：19753581

5. Honarmand K, Wax RS, Penoyer D, et al. Society of Critical Care Medicine guidelines on recognizing and responding to clinical deterioration outside the ICU：2023. Crit Care Med 2024；5：314-30. PMID：38240510

6. Tsuji T, Sento Y, Nakanishi T, et al. Incidence and factors associated with newly implemented do-not-attempt-resuscitation orders among deteriorating patients after rapid response system activation：a retrospective observational study using a Japanese multicenter database. Acute Med Surg 2023；10：e870. PMID：37416895

7. Tirkkonen J, Tamminen T, Skrifvars MB. Outcome of adult patients attended by rapid response teams：a systematic review of the literature. Resuscitation 2017；112：43-52. PMID：28087288

8. Tsuji T, Sento Y, Sobue K. Trends in DNAR orders for deteriorating patients in Japan. J Anesth 2024；38：288-90. PMID：38135844

9. Tsuji T, Sento Y, Kamimura Y, et al. Rapid response system and limitations of medical treatment among children with clinical deterioration in Japan：a multicenter retrospective cohort study. J Palliat Med 2024；27：241-5. PMID：37851992

10. 日本院内救急検討委員会．DNARオーダーとRRS（川崎幸病院）.《https://www.ihecj.jp/kawasakidnar》（2024年4月16日閲覧）

11. Ogata R, Soda H, Fukuda Y, et al. Exploring the ethical complexities of do-not-attempt-resuscitation orders using the approach of advance care planning. Acute Med Surg 2023；10：e903. PMID：37909008

辻　達也

エピローグ

RRS の今と未来

1995 年にオーストラリアより初めて medical emergency team（MET）の報告がなされ，今年で約 30 年が経過する。2005 年の International Conference on Medical Emergency Team（ICMET）で RRS の概念が現在のかたちに整理され，米国や欧州，オーストラリアで医療安全の重要なシステムとして広く導入されてきた[1]。わずか 30 年であるが，RRS は院内救急体制における骨幹をなすシステムとなった。そして近年の RRS は，従来の目的である「院内心停止を予防する」というセーフティーネットとしての役割から，「よりよい医療を提供する」ためのツールへと進化してきている。本章では RRS にかかわる近年のトピックをまとめ，未来について展望を述べる。

▶ "ICT×ML×RRS"： より早期の発見・介入による転帰改善への試み

RRS のトピックスとしてまず，情報通信技術 information and communications technology（ICT）の活用と機械学習 machine learning（ML）により大きな発展が期待される「持続モニタリング」と「自動 track and trigger システム」について述べる。

持続モニタリング

一般病棟では通常，バイタルサイン測定は 6〜8 時間おきである[*1]。その測定の間で病状増悪が見逃されるため，持続的なバイタルサインのモニタリングの必要性が指摘されていた[2, 3]。持続モニタリングの有用性に関する研究は複数行われており，整形外科術後患者での有害事象と ICU 入室を減少させる[4]，心臓血管外科術後患者の ICU 再入室時の滞在日数が短縮する[5]といった報告がされている。また費用対効果に関しては設備投資に対して 127〜1739% の見返りがある

[*1] 日本では 24 時間おきのバイタルサイン測定という場合もある。各国における「入院」とは何であるかの認識の違いからくるものであろう。

とも報告される[6]。しかし 2016 年の無作為化比較試験（RCT）のメタ解析では統計的有意性は認められず，有効性に関しては議論も残る[7]。

一方で，持続モニターの装着に耐えられる患者は 16% にとどまるとの報告[8]もあり，患者の行動制限とリハビリテーションの阻害が重要な懸念とされていた。このような背景もあり，米国集中治療医学会（SCCM）のガイドラインでも，すべての患者への持続モニタリングはエビデンスが不十分として推奨はされていない[9]。

しかし時代は変わり，非侵襲的なウェアラブルデバイスの開発が進み，行動制限やリハビリテーションの阻害は最小限で持続モニタリングが可能となってきている。現時点でウェアラブルデバイスによる持続モニタリングが臨床的な転帰を改善するエビデンスは乏しいものの，患者の負担感が少なく，従来のバイタルサイン測定よりも簡便だとする報告もある[10~12]。新しいデバイスのため，問題点などの把握は今後の課題ではあるが，近い将来，看護師はバイタルサイン測定セットを持ち歩くことはなく，電子カルテに自動で記載されるバイタルサインをチェックする時代が来るかもしれない。さらに体動の増減，体の傾き，歩行速度，カメラによるバイタルサイン測定や皮膚温度や色調などを観測するデバイスも登場してきており，パルスオキシメーターのような画期的なイノベーションにも期待したい。

自動 track and trigger システム

track and trigger は患者をモニタリングし，病状増悪を発見すれば治療強化プロトコルや RRS が起動されるという概念を表した言葉である。日本のようなきわめて低い RRS 起動率に対する解決策として自動 track and trigger システムが期待されている。

誤解されがちであるが，自動 track and trigger システム自体は電子カルテなどに閾値を設定し，監視部門に飛ばすアラートを立てるだけなのでシングルパラメーターでも問題なく可能である。ただ，自動で行うのであれば，より精度が高いとされる早期警告スコア Early Warning Score（EWS）を用いるほうがよいだろうということで，自動 track and trigger システム＋EWS で用いられることが多い。自動 track and trigger システムの導入には技術的ハードルが高いように感じる読者もいるかもしれないが，シンプルな起動基準であれば，実は技術的には難易度は高くないことは述べておきたい。

メリット・デメリット

自動 track and trigger システムのみの効果を検証した文献は乏しいが，EWS との組み合わせで使用された場合，起動件数の増加，病状増悪の早期介入，死亡率の低下が報告されている[13~15]。先の持続モニタリングと合わせると，より効果的になることが期待される。しかし，同時に大きな問題となるのが alarm fatigue（過剰なアラームによる弊害）である。そもそも，持続モニタリングでは false alarm（臨床的に問題ではないアラーム）が増えることがわかっている。患者 1 人あたり 95.6 回/日アラームが起動し，そのうち 33〜66% が false alarm で，看護師はその対応に長時間割かれるとされる[16〜18]。看護師が仕事に集中できなくなる，アラームを消してしまう，医師は頻回の呼び出しに危機感が逆に低下するといった問題が指摘されている[19, 20]。自動 track and trigger システムの導入によりこの問題が深刻になると予想される。

　この問題を改善してくれる可能性を秘めるのが人工知能 artificial intelligence（AI）および機械学習である。alarm fatigue の問題は，要するにスクリーニングの精度ともいえる。AI はこれを改善することが期待される。近年急激に報告が増加している検査結果などを含めた機械学習ベースの EWS は「より早期」に発見でき，「false alarm も減少」すると報告されている[21〜23]。機械学習ベースの EWS はすでに実用化されており，今後は主流になってくると予想される。持続モニタリングの技術革新と機械学習ベースの EWS による自動 track and trigger システムは，院内救急体制の新たな道を切り開くことが期待される。

▶患者・患者家族が起動できる RRS

SCCM や国際 RRS 学会（iSRRS）など国際的な団体が推奨する RRS の質評価の項目に，患者・患者家族が起動可能な RRS が含まれている[24]。現時点で患者・患者家族が RRS を起動することに関する研究は限定的で，その有用性に関しては議論が残る。主治医でない医師が対応すると，情報が欠落するなどの問題が生じることも指摘されており，その運用には慎重である必要がある。また「船頭多くして船山に上がる」状態になってしまう懸念や，要求の多い患者からの頻回な起動などの不安をもつ医療従事者も多いだろう。

　しかし，RRS の目的が「院内心停止を防ぐ」という初期のものから，「医療の質向上」というより高い目標へと変わっていく潮流のなかで，患者・患者家族が起動できる RRS が広がっていることを理解する必要がある。すでにオーストラリアでは Ryan's rule，英国では Martha's rule として患者・患者家族が起動できる RRS（集中治療専門の医療従事者へのアクセス）は国家規模で導入されている[25, 26]。そこには患者・患者家族の判断を医療従事者の判断と同等に扱うことが明記されており，「患者中心の医療」に真剣に取り組む意思表明ともいえるだろう。

　ただ，その実現のためには対応チームの質，対応チームと主治医の関係，医療安全体制，情報共有の方法など，前段階として「院内救急体制の充実」がないと，まったく機能しないか，むしろ悪影響になりかねないとも考えられる。そういう点からも，患者・患者家族が起動しても問題のない堅牢な院内救急体制の構築が急務であると考える。

▶終末期医療における RRS の役割

2016 年頃より RRS の終末期医療への影響に関する検討が多数報告された。RRS 症例の 10〜25% が終末期医療に関連する起動であるとされ、RRS により 5% の患者でコードステータスの変更が行われ、新たに治療制限が設定されている[27, 28]。このような点から RRS のスタッフが終末期医療に習熟している必要性が求められている。しかし、日本ではコードステータスが確認されていなかったり、do-not-attempt-resuscitation（DNAR）と comfort measures only（CMO）といった用語が同一視されている問題、記載方法が院内で統一されていないなど課題が多い。RRS は組織横断的に活動するため、このような問題の抽出も可能となるので、終末期医療における質改善も重要な目標である。日本でも RRS が終末期医療に与える影響について検討されており、Quality of Death を高める可能性が示唆されている[29]。

▶社会保障制度

日本では 2008 年に医療安全全国共同行動の行動目標 6 として RRS の導入が推奨されたのをきっかけに医療安全に積極的な施設や、Joint Commissions International 参加施設などごく限られた施設でのみ RRS が導入された。2018 年には日本医療機能評価機構による病院機能評価の評価項目に入るも、体制の整備が求められたのは特定機能病院や大学病院といった大病院に対してのみであった。2022 年度の診療報酬改定で RRS は急性期充実体制加算の 1 項目となり、その強いインセンティブにより急激に多くの施設が RRS の導入を進めている。しかし、十分な運用がされていない施設も多く、不十分な RRS が定着してしまうことが懸念される。そのためにも、ガイドラインや指針、エビデンスに則った標準的な RRS 構築が再度強調されなければならない。RRS が院内心停止を防ぐだけではなく、より質の高い医療を提供するためのツールへと変化している時流をとらえた制度設計が求められる[24]。

　海外では動機づけとして診療報酬の positive incentive（高い質に対する報酬）と negative incentive（低い質に対する罰則）を用いている。いずれにしても、継続的な測定項目のもとに Quality Indicator を用いた pay for performance（PFP）の制度設計が求められる。現在の診療報酬では RRS の評価はストラクチャー、プロセス面にとどまるが、今後は、起動率や転帰などアウトカムに注目した、「形だけの RRS」を脱却するための社会保障制度が必要とされる。

▶おわりに

RRSは日本でも標準的なシステムとなりつつあるが，残念ながら成熟度には乖離が大きい。しかしそれを補うための技術，ガイドラインや指針，診療報酬のインセンティブ，関係学会の啓発など，院内救急体制へとつながる兆しもみられている。院内の質改善・医療安全にかかわる重要な柱であることを再認識し，各施設の機能や文化にあったRRSが導入・促進されることを期待する。

文　献

1. Devita MA, Bellomo R, Hillman K, et al. Findings of the first consensus conference on medical emergency teams. Crit Care Med 2006；34：2463-78. PMID：16878033

2. Jones D, Mitchell I, Hillman K,et al. Defining clinical deterioration. Resuscitation 2013；84：1029-34. PMID：23376502

3. Downey CL, Tahir W, Randell R, et al. Strengths and limitations of early warning scores：a systematic review and narrative synthesis. Int J Nurs Stud 2017；76：106-19. PMID：28950188

4. Taenzer AH, Pyke JB, McGrath SP, et al. Impact of pulse oximetry surveillance on rescue events and intensive care unit transfers：a before-and-after concurrence study. Anesthesiology 2010；112：282-7. PMID：20098128

5. Ochroch EA, Russell MW, Hanson WC 3rd, et al. The impact of continuous pulse oximetry monitoring on intensive care unit admissions from a postsurgical care floor. Anesth Analg 2006；102：868-75. PMID：16492843

6. Slight SP, Franz C, Olugbile M, et al. The return on investment of implementing a continuous monitoring system in general medical-surgical units. Crit Care Med 2014；42：1862-8. PMID：24717454

7. Cardona-Morrell M, Prgomet M, Turner RM, et al. Effectiveness of continuous or intermittent vital signs monitoring in preventing adverse events on general wards：a systematic review and meta-analysis. Int J Clin Pract 2016；70：806-24. PMID：27582503

8. Watkinson PJ, Barber VS, Price JD, et al. A randomised controlled trial of the effect of continuous electronic physiological monitoring on the adverse event rate in high risk medical and surgical patients. Anaesthesia 2006；61：1031-9. PMID：17042839

9. Honarmand K, Wax RS, Penoyer D, et al. Society of Critical Care Medicine guidelines on recognizing and responding to clinical deterioration outside the ICU：2023. Crit Care Med 2024；52：314-30. PMID：38240510

10. Van Velthoven MH, Oke J, Kardos A. ChroniSense National Early Warning Score study：comparison study of a wearable wrist device to measure vital signs in patients who are hospitalized. J Med Internet Res 2023；25：e40226. PMID：36745491

11. Leenen JPL, Leerentveld C, van Dijk JD, et al. Current evidence for continuous vital signs monitoring by wearable wireless devices in hospitalized adults：systematic review. J Med Internet Res 2020；22：e18636. PMID：32469323

12. Weenk M, Bredie SJ, Koeneman M, et al. Continuous monitoring of vital signs in the general ward using wearable devices：randomized controlled trial. J Med Internet Res

2020；22：e15471. PMID：32519972

13. You SH, Jung SY, Lee HJ, et al. Incorporating a real-time automatic alerting system based on electronic medical records could improve rapid response systems：a retrospective cohort study. Scand J Trauma Resusc Emerg Med 2021；29:164. PMID：34863275

14. Na SJ, Ko RE, Ko MG, et al. Automated alert and activation of medical emergency team using early warning score. J Intensive Care Med 2021；9：73. PMID：34876209

15. Ahmed M, Sarwer F, Gunjan, et al. Evaluation of automated alert and activation of medical emergency team in head and neck cancer patients using Early Warning Score at tertiary level hospital in North India. Cureus 2022；14：e31428. PMID：36524959

16. Gross B, Dahl D, Nielsen L. Physiologic monitoring alarm load on medical/surgical floors of a community hospital. Biomed Instrum Technol 2011 Spring；Suppl：29-36. PMID：21599479

17. Gazarian PK. Nurses' response to frequency and types of electrocardiography alarms in a non-critical care setting：a descriptive study. Int J Nurs Stud 2014；51：190-7. PMID：23810495

18. Voepel-Lewis T, Parker ML, Burke CN, et al. Pulse oximetry desaturation alarms on a general postoperative adult unit：a prospective observational study of nurse response time. Int J Nurs Stud 2013；50：1351-8. PMID：23474081

19. Prgomet M, Cardona-Morrell M, Nicholson M, et al. Vital signs monitoring on general wards：clinical staff perceptions of current practices and the planned introduction of continuous monitoring technology. Int J Qual Health Care 2016；28：515-21. PMID：27317251

20. Jeskey M, Card E, Nelson D, et al. Nurse adoption of continuous patient monitoring on acute post-surgical units：managing technology implementation. J Nurs Manag 2011；19：863-75. PMID：21988434

21. Kwon JM, Lee Y, Lee Y, et al. An algorithm based on deep learning for predicting in-hospital cardiac arrest. J Am Heart Assoc 2018；7：e008678. PMID：29945914

22. Kia A, Timsina P, Joshi HN, et al. MEWS＋＋：enhancing the prediction of clinical deterioration in admitted patients through a machine learning model. J Clin Med 2020；9：343. PMID：32012659

23. Pimentel MAF, Redfern OC, Malycha J, et al. Detecting deteriorating patients in the hospital：development and validation of a novel scoring system. Am J Respir Crit Care Med 2021；204：44-52. PMID：33525997

24. Subbe CP, Bannard-Smith J, Bunch J, et al. Quality metrics for the evaluation of rapid response systems：proceedings from the third international consensus conference on rapid response systems. Resuscitation 2019；141：1-12. PMID：31129229

25. Queensland Government. Ryan's rule. 最終更新 2024 年 5 月.《https://www.qld.gov. au/health/support/shared-decision-making/ryans-rule》（2024 年 8 月 15 日閲覧）

26. Curtis P, Wood C. Martha's Rule：A New Policy To Amplify Patient Voice And Improve Safety in Hospitals. 2023 年 9 月.《https://demos.co.uk/wp-content/ uploads/2023/08/Marthas-Rule_finalversion.pdf》（2024 年 8 月 15 日閲覧）

27. Tsuji T, Sento Y, Nakanishi T, et al. Incidence and factors associated with newly implemented do-not-attempt-resuscitation orders among deteriorating patients after rapid response system activation：a retrospective observational study using a Japanese multicenter database. Acute Med Surg 2023；10：e870. PMID：37416895

28. Jones D, Moran J, Winters B, et al. The rapid response system and end-of-life care. Curr

Opin Crit Care 2013；19：616-23. PMID：23799463

29. 佐藤 博，田原英樹．マンパワーの少ない施設での RRS について．日臨救医誌（JJSEM）2014；17：748-52.

内藤 貴基

索引

数字

5 Whys 分析　199

欧文

A
ACP（アドバンス・ケア・プランニング）　216
advanced alert monitor（AAM）　74
afferent limb failure　79, 115, 197
alarm fatigue　222
Awareness course　113

B
Between the Flags　179

C
critical care outreach team（CCOT）　51〜53
　必要性　53

D
Donabedian モデル　183
do-not-attempt-resuscitation（DNAR）　213, 216
　解釈　216
　年次推移　215

E
Early Warning Score（EWS）　4, 68, 71, 172
electronic Cardiac Arrest Risk Triage（eCART）　74

F
false alarm　223
Fishbone Diagram　199

G
Global patient safety action plan 2021-2030　34

I
ICU　14
　──予定外入室　171
I-SBAR　59
Ishikawa Diagram　199

M
Martha's rule　35
medical emergency team（MET）　51〜53
　構成　54
　──コール　153
MERIT study　4, 143
modified Early Warning Score（MEWS）　71
　──-RRS　162
mortality and morbidity（M&M）カンファレンス
　127, 191

N
National Early Warning Score（NEWS）　72, 73
　──2　73
　──-RRS　162
　バイタルサイン測定の頻度　41
NP（診療看護師）　60, 181

O
On-the-Job-Training　19
　指標　140
one-tier システム　179

P
patient at risk スコア　64
patient days　204
PDCA サイクル　18
personal protective equipment（PPE）　87
post intensive care syndrome（PICS）　144

Q
Quality of Death　140

R
rapid response system（RRS）　3, 29, 120, 221
　3 つの文化と 6 つの文書化　209
　4 要素　40
　アウトカム　203
　アンケート調査　188
　意思決定支援　35
　医療費　21
　運用時間　91
　──運用指針　39
　運用プロトコル　102
　エビデンス　174

患者・患者家族　34, 223
起動率　7
教育　31
教育コース　121, 123
筋弛緩薬，鎮静薬　88
コードステータスの共同意思決定　217
サーベイランス　198
質的指標　22, 139
シミュレーション　190
集中治療医　31
終末期医療　224
主治医　168, 183
術後患者　95
障壁　197, 208, 209
人員確保　178
人件費　94, 183
成熟期　210
専従スタッフ　180
対象病棟　94
定義　39
定着　124
データ　46
導入期　210
日内変動　92
病院管理者との関係　171
評価項目　183
病棟看護師との関係　169
文化づくり　201
勉強会　190
問題症例　191

薬物運用　88
予防　208
rapid response team（RRT）　51〜53
　　──ラウンド　170, 172
root cause analysis（RCA）　198
RRS 運営委員会　40, 45
　位置付け　47
　開催頻度　50
　カンファレンス　171, 173
　業務　45
　権限　49
　コアスタッフ　171
　スタッフの役割　49
　メンバー　47

●S
Safety-1　119
Safety-2　119, 125, 192

●T
TeamSTEPPS®　26
thank you for calling　125, 170, 201
three-tier システム　159
track and trigger　222
　　──システム　67
　自動──システム　193, 222
two-tier システム　156, 179

●V
Visensia Safety Index（VSI）　159

和文

●あ
アウトカム　138
　　──指標　46, 137
　成熟期　142
　導入期　141
　発展期　142
　ハード──　141, 143
　分子　205
　分母　204
　臨床研究　143
アドバンス・ケア・プランニング（ACP）　216

●い
意思決定　168
　コードステータスの共同──　217
医療安全文化醸成　139
　指標　140
医療の質向上　17, 26
　活動　18
　組織づくり　18
医療費　21, 143, 171
院内急変対応　97
院内心停止　11

医療費　21
生存退院率　11
データの問題点　12
日本　12
発生率　11
米国　12
——防止の連鎖　79
予期せぬ——　11
予防　13

●う
運営マニュアル　101, 105
　ポイント　103
　目的　99
運用プロトコル　102

●か
カルテレビュー　172
患者観察　80
患者中心の医療　33, 209

●き
機械学習　223
気づきコース　113
起動　104, 187
　障壁　188
　特徴　79
　メカニズム　78
起動基準　41, 67, 68, 78, 170
　看護師の気づき　75
　機械学習　74, 75
　呼吸回数　68
　対応と課題　79
　何らかの懸念　68
起動件数　13, 187, 203
起動遅延　79, 115, 197
起動方法　102
　コールボタン　111
　周知　112
　電子メッセージ　111
　電話　111
　メリット・デメリット　112
起動要素　40, 41
急性期充実体制加算　7
　要件　8

教育　31, 63
　——コース　121, 123
魚骨図　199
記録シート　129, 130
　呼吸回数　173
　メリット・デメリット　134

●け
原因分析評価　198

●こ
個人防護具（PPE）　87
コードステータス　27, 213
　変更割合　215
コードブルー　29, 97
コミュニケーション　168, 169

●さ
サーベイランス　198

●し
指揮調整要素　40, 137
　業務　46
自己学習　19
システム改善要素　40, 43, 137
　業務　46
持続モニタリング　82, 221
集中治療科登録医　60
集中治療後症候群（PICS）　144
終末期医療　144, 224
状況把握　168
シングルパラメーター　67
　デメリット　70
　メリット　70
人件費　94, 183
心停止　205
　予期せぬ——　205, 206
　予測可能な——　205
診療看護師（NP）　60, 181
診療報酬　22

●せ
生理学的パラメーター　71
専門チーム　34

●そ
早期介入　142
　指標　207
　副次的効果指標　207
早期警告スコア（EWS）　4, 68, 71, 172
　課題　80
相互支援　168

●た
対応チーム　42
　2 段階方式　156, 179
　3 段階方式　159
　医師　29
　看護師　29
　教育　63
　記録　135
　権限　101
　研修医　55
　構成　53
　好ましい特性　53
　主治医チーム　55
　情報収集　30
　人員確保　93
　人員不足　177
　信条　208
　診療看護師（NP）　59
　知識とスキル　58
　定義　51
　引き継ぎ　59
　病棟看護師　58
　目標　56
　役割分担　56
　要件　102
対応要素　40, 42

●ち
チーム医療　26
チームワーク　168

●て
データ収集　134, 192
　ポイント　135
デブリーフィング　121
電子カルテ　132
　内容　129

メリット・デメリット　134

●と
特性要因図　199
特定行為看護師　181
トレーニング　119
　遠心系コース　120, 122
　気づきコース　113
　求心系コース　120, 122
　コツ　121
　シナリオ　122
　受講前のアンケート　121

●な
なぜなぜ分析　199

●の
ノンテクニカルスキル　42, 167, 168

●は
バイタルサイン　68
　記載漏れ　135
　測定　221
　測定頻度　42
働き方改革　25, 173

●ひ
病院管理者　171
非要請　79
病棟ラウンド　30

●ふ
フィードバック　31, 125, 169
フォローアップ　61
　──システム　62
　質問事項　62
防ぎ得た死亡　11
物品　86, 87
　感染対策　87
　気道確保　86
　蘇生処置　85
　注意　88
　バイタルサイン測定　85
振り返り　121
プロアクティブラウンド　51, 208

信条　209

●ま
マネジメント　168
マルチパラメーター　67
　デメリット　70
　メリット　71

●よ
予期せぬ死亡　205, 206

●り
リーダーシップ　168

リンクナース　124, 170, 181
　──会　157

●れ
レジストリ　5, 43, 147
　考慮すべきポイント　149
　参加施設　148
　データ収集　148
　登録件数の推移　6
　フィードバック　148
レジリエンス・エンジニアリング　192

RRS 運用サポートブック
実践ですぐに使える運用のコツ　　　　　　　定価：本体 4,800 円＋税

2024 年 9 月 30 日発行　第 1 版第 1 刷 ©

監修者　藤谷 茂樹，安宅 一晃

編集者　内藤 貴基，飯尾 純一郎，中村 京太

発行者　株式会社 メディカル・サイエンス・インターナショナル
　　　　代表取締役　金子 浩平

　　　　東京都文京区本郷 1-28-36
　　　　郵便番号 113-0033　電話（03）5804-6050

印刷：三美印刷／ブックデザイン：GRID CO., LTD.

ISBN 978-4-8157-3119-9　C3047

本書の複製権・翻訳権・上映権・譲渡権・貸与権・公衆送信権（送信可能化権
を含む）は(株)メディカル・サイエンス・インターナショナルが保有します。
本書を無断で複製する行為（複写，スキャン，デジタルデータ化など）は，「私
的使用のための複製」など著作権法上の限られた例外を除き禁じられていま
す。大学，病院，診療所，企業などにおいて，業務上使用する目的（診療，研
究活動を含む）で上記の行為を行うことは，その使用範囲が内部的であっても，
私的使用には該当せず，違法です。また私的使用に該当する場合であっても，
代行業者等の第三者に依頼して上記の行為を行うことは違法となります。

JCOPY 〈出版者著作権管理機構 委託出版物〉
本書の無断複製は著作権法上での例外を除き禁じられています。
複製される場合は，そのつど事前に，出版者著作権管理機構
（電話 03-5244-5088，FAX 03-5244-5089，info@jcopy.or.jp）
の許諾を得てください。